LEHRBUCH DER MASSAGE

VON

Dr. J. H. LUBINUS

SANITÄTSRAT · SPEZIALARZT FÜR ORTHOPÄDIE UND LEITER DER
STAATL. GENEHMIGTEN LEHRANSTALT FÜR HEILGYMNASTIK · KIEL

FÜNFTE AUFLAGE

MIT 88 ABBILDUNGEN

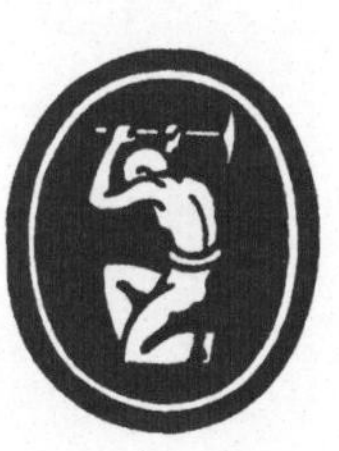

MÜNCHEN
VERLAG VON J. F. BERGMANN
1933

ISBN-13: 978-3-642-90061-7   e-ISBN-13: 978-3-642-91918-3
DOI: 10.1007/978-3-642-91918-3

Vorwort zur ersten Auflage.

Die Mehrzahl derjenigen äußeren Einwirkungen auf den Körper, die wir heute unter dem Begriff Massage zusammenfassen, gehört seit den ältesten Zeiten zu dem Heilschatz der Menschen. Bereits 500 Jahre vor Christi Geburt finden wir in den Schriften der Chinesen und Inder, bei den Griechen, Römern und Arabern Knetungen, Streichungen, Reibungen, Drückungen als Heilmittel erwähnt.

Die alten Griechen sind, wie auf so vielen anderen Gebieten, auch auf diesem für Europa die Lehrmeister gewesen. HIPPOKRATES und ASKLEPIADES, die hervorragendsten Ärzte aus der Blütezeit der griechischen Kultur, geben in ihren Schriften bereits genaue Angaben über die einzelnen Arten der Massage, ihr Anwendungsgebiet und ihren Nutzen.

Neben den Ärzten übten die Vorsteher der Ringschulen und Gymnasien diese Kunst und haben für den Ausbau derselben Gutes geleistet. Die bedeutendsten von ihnen waren HERODICUS, PRODICUS und ICCUS.

Den günstigen Einfluß der Salbungen, Reibungen und Bäder für die Entwicklung der körperlichen Tüchtigkeit beim Wettkampfe erkennend, verwerteten sie ihre Erfahrungen auch beim kranken Menschen.

Von den Griechen fand die Massage ihren Weg zu den Römern. GALENS Name (31 v. Chr. bis 20 n. Chr.) muß hier vor allen anderen genannt werden. Das große Ansehen, welches dieser Arzt weit über seine Zeit hinaus besaß, sorgte dafür, daß der Massage in den Schriften auch der späteren Zeit stets von neuem Erwähnung geschah.

In Vergessenheit geriet diese Methode erst im Mittelalter, das auch auf vielen anderen Gebieten der Kunst und Wissenschaft einen unheilvollen Einfluß gehabt hat.

Im 16., 17. und 18. Jahrhundert hat es nicht an Versuchen gefehlt, diese Methode von neuem zu Ehren zu bringen, aber, so verdienstvoll viele Arbeiten aus dieser Zeit auch sind, wirklich neue Gesichtspunkte brachten sie nicht.

Eine neue Epoche brach erst an mit dem Auftreten von PER HENRIK LING in Schweden (1716—1839). Er ist der erste gewesen, welcher ein wirkliches System der mechanischen Therapie schuf, das aus Widerstandsbewegungen, passiven Bewegungen und mechanischen Einwirkungen bestand. Unter letzterem Begriff faßte er alles das zusammen, was wir gegenwärtig als Massage bezeichnen.

Die Gymnastik als Heilfaktor blieb auch jetzt noch jahrelang auf die nordischen Länder beschränkt; nur die Massage fand in Deutschland, Holland, Frankreich berufene Vertreter. Ich nenne hier BONNET,

1*

ESTRADÈRE, MARTIN, MASSY und besonders MEZGER in Amsterdam, dessen Erfolge der Methode viel Anhänger unter den Ärzten erwarben.

Ihre wissenschaftliche Weihe erhielt sie auf dem Deutschen Chirurgenkongreß im Jahre 1878, auf welchem Professor MOSENGEIL in streng wissenschaftlicher Form über dieselbe berichtete.

Seit jener Zeit haben zahlreiche Autoren in Wort und Schrift sich derselben angenommen. Von den vielen seien nur genannt: ESMARCH, VOLKMANN, BILLROTH, v. MOSETIG, GUSSENBAUER, HOFFA, REIBMAYER, SCHREIBER, DOLLINGER, ZABLUDOWSKI, BUMM, A. MÜLLER, ROSENTHAL, KLEEN, KIRCHBERG. Auf dem Kongreß für Innere Medizin 1930 hat A. MÜLLER über Wesen, Wirkungen und Erfolge der Massage bei inneren Krankheiten ein eingehendes Referat erstattet.

Über die Frage, ob die Massage allein den Ärzten vorbehalten bleiben soll oder nicht, ist viel gestritten worden. Heute dürften sich die Ansichten darüber so weit geklärt haben, daß es schon allein aus sozialen und praktischen Gründen ganz unmöglich ist, die Hilfe der Gymnasten, Schwestern, Krankenpfleger und Heilgehilfen auf diesem Gebiet zu entbehren.

Die Diagnose der Krankheit, wann, wo und wie die Massage gebraucht werden darf, dies zu bestimmen, ist Sache des Arztes. Die Ausführung der Massage wird aber in der Mehrzahl der Fälle anderen Händen anzuvertrauen sein; Vorbedingung dafür ist allerdings, daß der Masseur oder die Masseuse nicht nur die Technik der Massage voll und ganz beherrschen, sondern auch den Bau des menschlichen Körpers und die Funktion seiner Organe so weit kennen, daß sie über Lage und Art der zu behandelnden Teile desselben orientiert sind, daß sie sich einen Begriff davon machen können, weswegen diese verschiedenen Manipulationen für den Kranken einen Nutzen bedeuten können, wann aber Schaden stiften müssen.

Nur so kann der Masseur ein zuverlässiger Gehilfe des Arztes werden, nur so wird er lernen, die Massage mit Verständnis auszuführen und gute Resultate durch dieselbe zu erzielen.

Möge in diesem Sinne dieses Buch seinen Weg finden, möge es geeignet sein, Wesen und Technik der Massage zu lehren und dem Arzte es erleichtern, seine speziellen Wünsche für den Einzelfall dem Masseur verständlich zu machen.

Dr. J. H. LUBINUS.

Vorwort zur fünften Auflage.

Die neue Auflage ist durch eine zusammenhängende Schilderung des Wesens der Massage, ihrer Einwirkung auf den menschlichen Körper, ihrer Indikation und ihres Verbotes erweitert worden.

K i e l , im Frühjahr 1933.

J. H. LUBINUS.

Inhaltsverzeichnis.

Verzeichnis der Abbildungen.

I. Der Bau des menschlichen Körpers und die Funktion seiner Organe.

Der menschliche Körper.

Die ganze lebende Natur, Pflanzen, Tiere, Menschen, baut sich auf aus Zellen. Es sind das kleinste, nur mit dem Mikroskop erkennbare Gebilde einfachster Art, welche Ähnlichkeit haben mit den Zellen einer Bienenwabe und deswegen auch diesen Namen tragen. Nur sind sie viel tausendmal kleiner als diese. Sie bestehen aus einer zarten Hülle, einem gallertartigen Inhalt und einem Kern. Der große, unendlich vielseitige, menschliche Körper entsteht in letzter Linie aus einer einzigen solchen Zelle, dem menschlichen Ei.

Dadurch, daß diese Eizelle sich teilt und immer wieder teilt, entstehen aus der einen zunächst zwei Zellen, dann vier usw.; es entsteht ein Zellhaufen, der sich in verschiedene Schichten sondert; in diesen Schichten wiederum beginnen die Zellen sich verschieden zu entwickeln und bilden schließlich die einzelnen Gewebe, aus denen unser Körper sich zusammensetzt, die Knochen, Knorpel, Bänder, Muskeln, Eingeweide, Gefäße, Blut und Lymphe, Gehirn und Nerven, Sinnesorgane, Haut, Fettgewebe und Epithelgewebe. Diese unseren Körper darstellenden Gebilde bezüglich ihres Baues und ihrer Funktion näher kennen zu lernen, muß zunächst unsere Aufgabe sein.

1. Die Haut.

Die Haut, welche den Körper nach außen umkleidet, hat mannigfache Aufgaben zu erfüllen. Sie bildet eine undurchdringliche Hülle gegenüber Flüssigkeiten, Gasen und Infektionskeimen. Sie unterstützt die Atmung durch Aufnahme von Sauerstoff und Ausscheiden von Kohlensäure, sondert Schweiß und Hauttalg ab, ist der Sitz unserer Tast- und Gefühlsorgane.

Umstehendes Bild zeigt uns ihren Bau, wie er sich dem Auge bei starker Vergrößerung durch das Mikroskop darstellt. Wir unterscheiden drei Hauptschichten: die Oberhaut, die Unterhaut oder Lederhaut und das Unterhautfettgewebe. Die Horn- und MALPIGHIsche Schicht bilden die Oberhaut. Die Zellen der ersteren sind ganz flach, ihr Inhalt ist vertrocknet, die der letzteren mehr rundlich, vollsaftig. Während in der Tiefe immer neue Zellen gebildet werden, stoßen sich die oberflächlichen als trockene, kleine Schüppchen ab.

Die Unterhaut oder Lederhaut besteht in der Hauptsache aus bindegewebigen und elastischen Fasern, welche ihr eine große Festigkeit verleihen und sie deswegen zur Lederverarbeitung geeignet machen. Ihr oberflächlicher Teil zeigt dicht nebeneinander stehende, warzenähnliche, kleine Erhebungen, die wir als Hautpapillen bezeichnen. In jeder derselben findet sich entweder eine Blutgefäßschlinge oder eine Nervenendigung. Letztere dienen zur Aufnahme der Tast-, Gefühls- und Temperaturempfindungen.

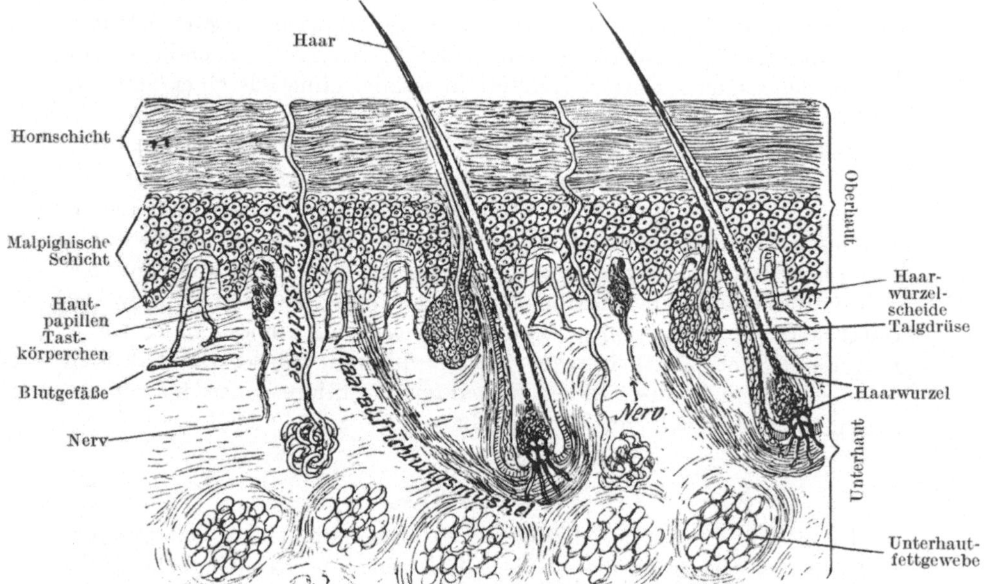

Abb. 1. Ein vergrößerter Querschnitt durch die Haut.

Im Unterhautfettgewebe liegen zwischen lockerem Bindegewebe Anhäufungen von Fettzellen. Die Stärke dieser Schicht ist bei den einzelnen Menschen entsprechend ihrem Ernährungszustande verschieden. Von ihr hängt die Rundung der Körperformen ab; als schlechter Wärmeleiter schützt sie die inneren Organe vor Temperaturschwankungen.

Eingelagert in die Haut finden sich außerdem noch die Schweiß- und Talgdrüsen, die Haare und Nägel.

Die Schweißdrüsen sind schlauchförmige Drüsen, die knäuelartig aufgerollt in der Unterhaut liegen; ihr langer, gewundener Ausführungsgang zieht durch die Oberhaut hindurch. Der Schweiß macht die Haut weich und geschmeidig, erzeugt durch seine Verdunstung Kälte, so daß er zum Temperaturausgleich dient, und entfernt entsprechend seiner Zusammensetzung aus Wasser und Salzen, besonders Harnsalzen, Stoffe aus dem Körper, deren Anhäufung für denselben schädlich ist. Aus diesem Grunde finden Schwitzkuren bekanntlich auch Verwendung bei Nierenkranken, Rheumatikern und Gichtikern.

Die Talgdrüsen sind traubenförmige Drüsen, welche den Hauttalg absondern, der ebenfalls die Haut weich und geschmeidig erhält. Ihr Ausführungsgang mündet in die Haarwurzelscheide, welche das Haar von der Wurzel bis zu seinem Austritt aus der Oberhaut begleitet. Verstopft sich ein solcher Ausführungsgang entweder dadurch, daß der Hauttalg sich eindickt oder daß Schmutz von außen in denselben hineingelangt, so kommt es zur Bildung von sogenannten Mitessern, Finnen, Furunkeln. Größte Sauberkeit ist deswegen für den Masseur erste Pflicht.

Die Nägel stellen verhornte Gebilde der Oberhautzellen dar.

2. Die Knochenlehre.

Allgemeines. Knochen und Knorpel bilden in ihrer Gesamtheit das feste Gerüst des menschlichen Körpers, das wir Skelet nennen. Es setzt sich zusammen aus langen, platten, kurzen und gemischten Knochen.

Die langen oder Röhren-Knochen finden wir an den Armen und Beinen. Sie haben ihren Namen daher, daß sie eine langgestreckte Form und in der Mitte eine Höhlung haben; wir unterscheiden an ihnen das Mittelstück oder Schaft, ein oberes und unteres Ende. Das Mittelstück ist von harter, fester Bauart. Am oberen und unteren Ende ist das Knochengewebe von lockerer, schwammiger Beschaffenheit, es besteht aus zarten Knochenbälkchen, die netzartig zueinander gestellt sind; in den Maschen liegt rotes Knochenmark; das in der Höhlung des Schaftes gelegene Mark ist gelb; nur in der Jugend hat dieses infolge seines Blutreichtums eine mehr rote Farbe. Die Knochenenden tragen einen spiegelglatten Knorpelüberzug, welcher das Bewegen derselben gegeneinander erleichtert. Umkleidet sind die Röhrenknochen, wie überhaupt alle Knochen, von einer derben, sehnig glänzenden Haut, der sogenannten Knochenhaut. Diese sorgt für das Dickenwachstum. Das Längenwachstum geht von einer quer verlaufenden Knorpelschicht aus, die sich an den Enden der Knochen befindet.

Die *platten Knochen* umkleiden die Schädelhöhle, finden sich am Becken und Brustkorb. Sie stellen flache Gebilde dar, deren Mitte aus schwammiger Knochenmasse besteht, welche von einer dünnen Schicht fester Knochenmasse begrenzt wird. Auch diese Knochen sind mit Knochenhaut umgeben, welche für das Dickenwachstum sorgt; die Vergrößerung in der Fläche findet vom Rande aus statt.

Als *kurze Knochen* bezeichnet man diejenigen der Fuß- und Handwurzeln. Sie haben eine kurze, vielgestaltige, gedrungene Form, ihr Kern ist schwammige Knochensubstanz, die äußere Hülle wieder eine derbere Knochenmasse gleich derjenigen, die wir bei den platten Knochen kennen gelernt haben.

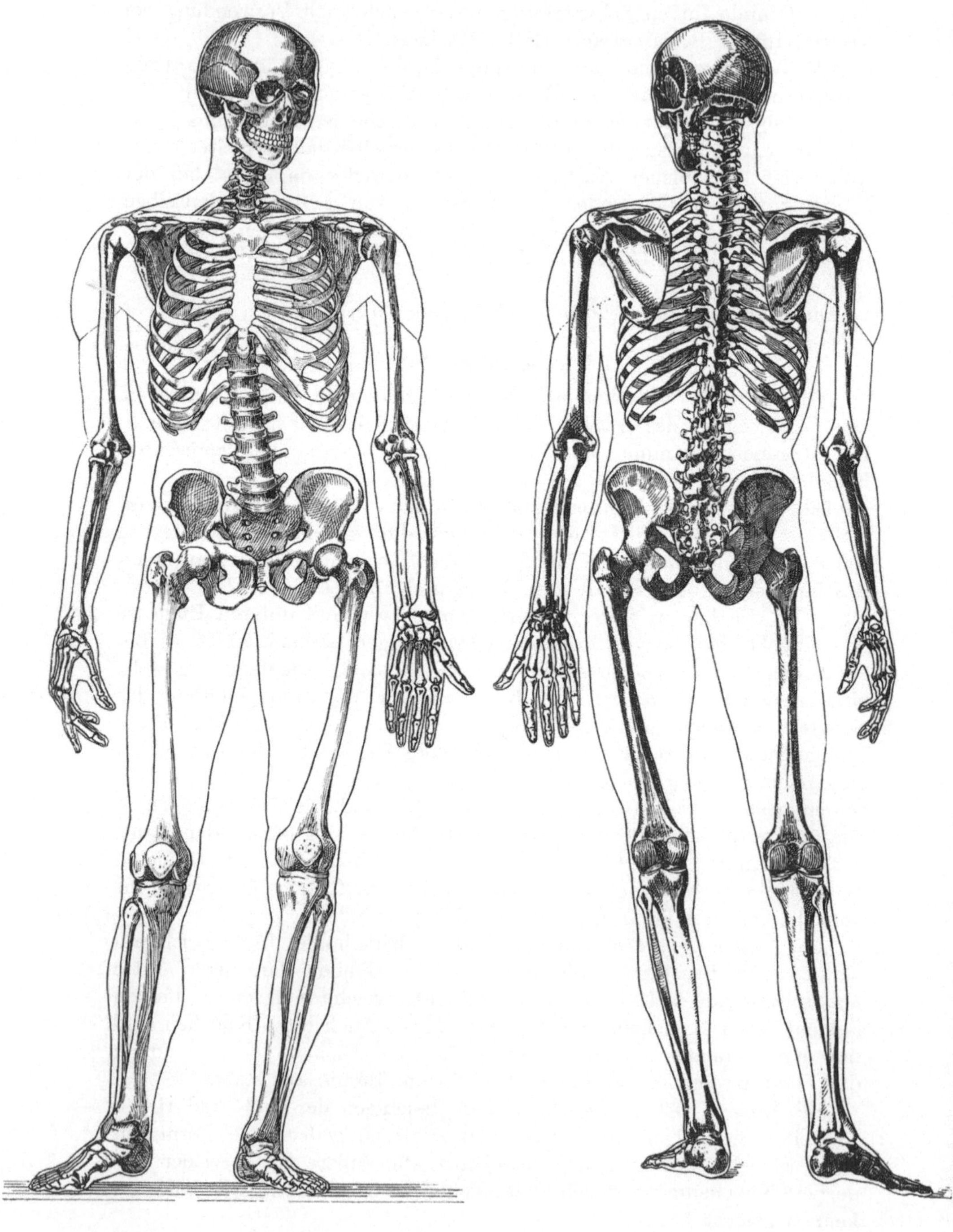

Unter *gemischten Knochen* faßt man schließlich eine Anzahl zusammen, die ihrer Gestalt nach teils zu den platten, teils zu den kurzen zu zählen sind; zu ihnen gehören die Wirbel.

In Verbindung stehen diese verschiedenen Knochen miteinander durch *Nähte, Knorpelfugen, echte* und *unechte Gelenke*.

Nähte finden sich zwischen den Schädelknochen. Die Ränder derselben sind mit unregelmäßigen Zacken versehen, welche genau passend ineinandergreifen und so eine ziemlich feste Verbindung darstellen.

Durch *Knorpelfuge* miteinander verbunden sind das Hinterhauptbein und das Keilbein, ein am Schädelgrunde gelegener Knochen. *Unechte Gelenke* sind vorhanden zwischen den einzelnen Wirbeln der Wirbelsäule. Knorpelige Massen sind hier zwischen die Wirbel gelagert. Die vollkommenste Verbindung stellen endlich die *wahren Gelenke* dar, welche aus zwei aufeinander passenden, überknorpelten Flächen bestehen, die durch eine häutige Kapsel miteinander verbunden sind und eine große Beweglichkeit gestatten.

Der Schädel. Am Schädel unterscheiden wir zwei Teile, den *Gehirnschädel* und den *Gesichtsschädel*. Die Knochen des Gehirnschädels sind bis auf das Keilbein platte Knochen, welche die Aufgabe haben, eine feste Hülse für das Gehirn zu bilden. Es gehören dazu: das *Stirnbein*, die beiden *Scheitelbeine*, die *Schläfenbeine*, das *Hinterhauptbein*, das *Keilbein* und das *Siebbein*. Zum Gesichtsschädel gehören: die *Jochbeine*, die *Oberkieferbeine*, die *Nasenbeine*, die *Tränenbeine*, die *Gaumenbeine*, die *unteren Nasenmuscheln*, das *Pflugscharbein* und der *Unterkiefer*. Dieser letztere Knochen ist der einzige, welcher durch ein wahres Gelenk mit dem ihm benachbarten Schläfenbein in Zusammenhang steht.

Die Gesichtsknochen umschließen die Augen-, Nasen- und Mundhöhle. Im Schläfenbein befindet sich eine Höhlung für das Gehörorgan.

Die vielen Unebenheiten, Vorsprünge und Fortsätze, die wir an einzelnen Schädelknochen bemerken, dienen im wesentlichen zum Ansatz von Muskeln. Die vielen Löcher am Schädelgrunde haben den Zweck, Nerven und Blutgefäßen ihren Ein- und Austritt in das Gehirn zu gestatten. Das große, runde Loch im Hinterhauptbein bildet die Durchtrittsstelle des Rückenmarks zum Gehirn. An den Seiten dieses Loches befinden sich zwei kleine, überknorpelte Flächen, welche mit dem obersten Halswirbel ein wahres Gelenk bilden.

Die Wirbelsäule. Die *Wirbelsäule* besteht aus *7 Halswirbeln, 12 Brustwirbeln* und *5 Lendenwirbeln*. An den untersten Lendenwirbel schließt sich das *Kreuzbein* und daran das *Steißbein*. Am *Wirbel* unterscheiden wir folgende Teile: nach vorne liegt der *Wirbelkörper*, daran schließen sich die *Wirbelbögen*, von diesen aus gehen nach oben und unten je zwei *Gelenkfortsätze* und in der Wagerechten nach rechts und links

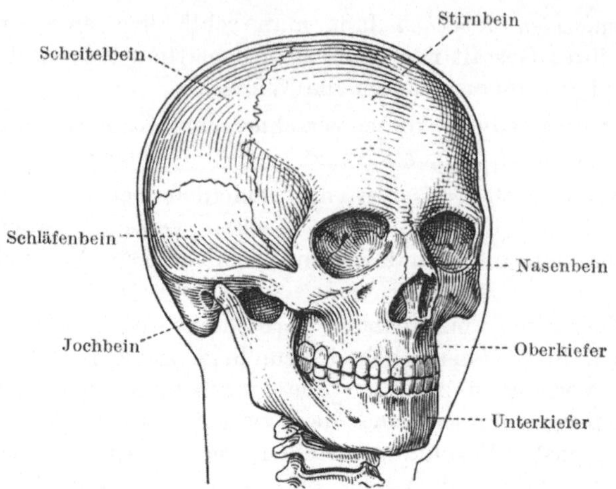

Abb. 4. Schädel von vorn.

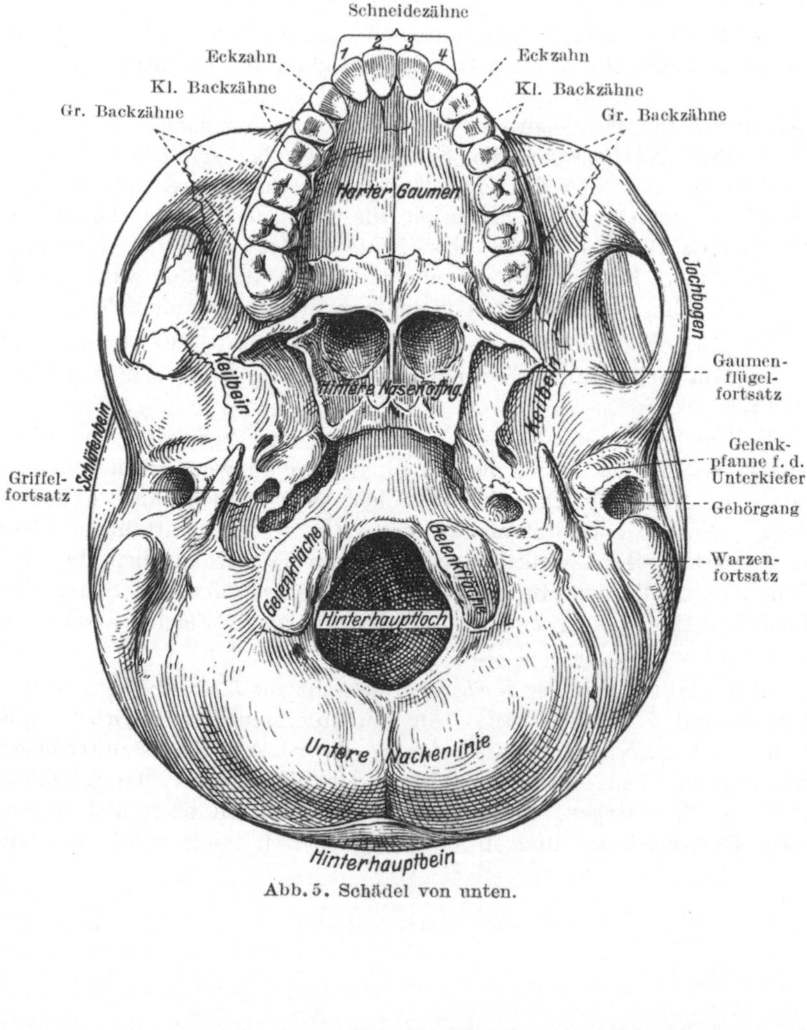

Abb. 5. Schädel von unten.

je ein *Querfortsatz*, nach hinten erstreckt sich der sogenannte *Dornfortsatz*. Wirbelkörper und Wirbelbögen umschließen gemeinschaftlich das *Wirbelloch*, welches Raum gibt für das Rückenmark. Für die

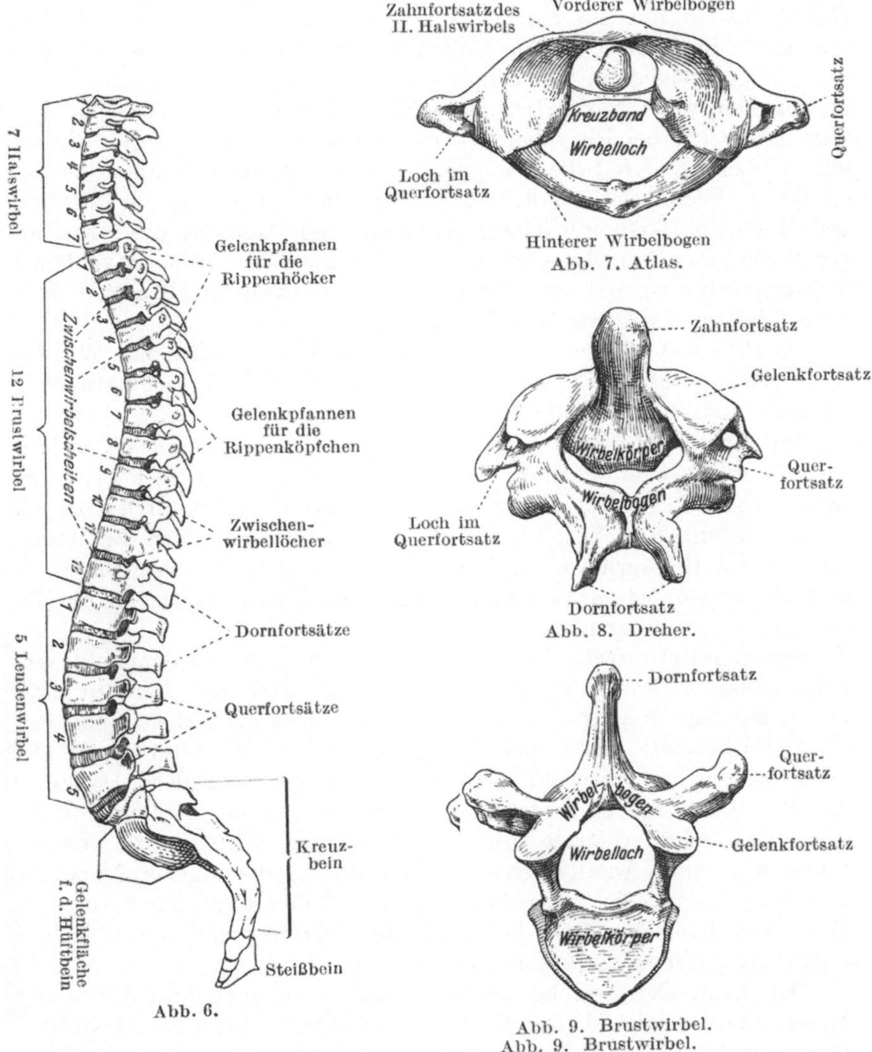

Abb. 6.

Abb. 7. Atlas.

Abb. 8. Dreher.

Abb. 9. Brustwirbel.

aus demselben heraustretenden Nerven befinden sich an den Seiten der Wirbel die *Zwischenwirbellöcher*. Die einzelnen Wirbelgruppen unterscheiden sich voneinander auf folgende Weise: Sie nehmen von oben nach unten an Massigkeit zu; die Brustwirbel haben an ihren Querfortsätzen kleine Gelenkflächen für die Rippen; bei den Halswirbeln sind die Querfortsätze durchbohrt, um einer größeren Schlagader einen

Weg zum Gehirn zu geben, und die Dornfortsätze gespalten; die Lendenwirbel sind am kräftigsten entwickelt, ihre Dornfortsätze verlaufen fast horizontal. Besonders gebildet sind die beiden obersten Halswirbel, der *Atlas* und der *Dreher*. Bei ersterem fehlt der Körper ganz. Der Wirbel besteht nur aus einem großen, kräftigen *Knochenring* mit den bekannten Fortsätzen. Beim Dreher ist der Körper zu einem *Zapfen* ausgebildet, welcher in den Ring des Atlas hineingreift, um ein Gelenk zu bilden, in welchem die Drehbewegungen des Kopfes stattfinden. Die Wirbelsäule hat bei Neugeborenen in liegender Lage eine gerade Form; sobald aber das Kind die Fähigkeit erlangt hat, seine Muskeln zu gebrauchen, bilden sich an der Wirbelsäule durch den Zug der Nackenund Rückenmuskeln in Gemeinschaft mit dem Gewicht der vorne an der Wirbelsäule aufgehängten Eingeweide der Brust- und Bauchhöhle *Krümmungen* aus, und zwar im Halsteil nach *vorne*, im Brustteil nach *hinten* und im Lendenteil wieder nach *vorne*.

Die *Beweglichkeit* der Wirbelsäule ist zwischen den einzelnen Wirbeln keine große, aber ihre Bewegung als Ganzes wird doch recht ausgiebig dadurch, daß die Einzelbewegungen sich summieren.

Der Brustkorb. An die Brustwirbel setzen sich mittels wahrer Gelenke die Rippen an, von denen wir im ganzen 12 Paare haben. Die sieben oberen Rippen, auch wahre Rippen genannt, stehen durch Knorpelstreifen in direkter Verbindung mit dem vorne gelegenen Brustbein, welches aus Handgriff, Klinge und Schwertfortsatz besteht. Die 8., 9. und 10. Rippe heften sich mittels Knorpelstreifen an die 7., die 11. und 12. Rippe endigen frei.

Der Schultergürtel. Der Schultergürtel besteht aus dem Schlüsselbein, einem S-förmig gekrümmten Knochen und dem Schulterblatt. Dieses hat eine dreiseitige Gestalt, die Basis liegt nach oben; quer über das Schulterblatt zieht die Schultergräte zur Schulterhöhe. Das Schlüsselbein ist zwischen dieser Schulterhöhe und dem Handgriff des Brustbeins wie ein Strebepfeiler gelenkig eingebaut. Dort, wo die Basis des Schulterblattes mit dessen äußerer Seite zusammenstößt, findet sich eine Anschwellung des Knochens, die Gelenkpfanne des Schultergelenkes, dicht daneben liegt der Rabenschnabelfortsatz. Die Grube oberhalb der Gräte heißt die obere Grätengrube, die unterhalb derselben gelegene die untere Grätengrube.

Der Arm. Der Arm besteht aus dem Oberarmknochen, den beiden Unterarmknochen und den Knochen der Hand. Am Oberarmknochen unterscheiden wir von oben nach unten den kugelartig geformten Kopf, eine kurze etwas eingeschnürte Partie, den Hals, darauf folgt der Schaft. Dieser hat gleich oben zwei kräftige Vorsprünge, den großen und kleinen Oberarmhöcker, welche beide leistenartig abwärts verlaufen. Die Gestalt des Schaftes ist eine dreikantige. Eine Seite liegt nach hinten, zwei nach vorn. Am unteren Ende verbreitert sich der Knochen stark und bildet so den äußeren und inneren Oberarmknorren. Zwischen diesen liegt nach hinten eine tiefe Einsenkung, die *Ellenbogengrube*, nach unten bilden sie eine Rolle für das Ellenbogengelenk. Die *Elle* besteht aus einem ziemlich kräftig entwickelten *Kopf* mit dem *Ellenbogen-* und *Kronenfortsatz*, welche das Ellenbogengelenk bilden helfen, einem dreikantigen Mittelstück, dessen scharfe Kante der Speiche zugekehrt ist

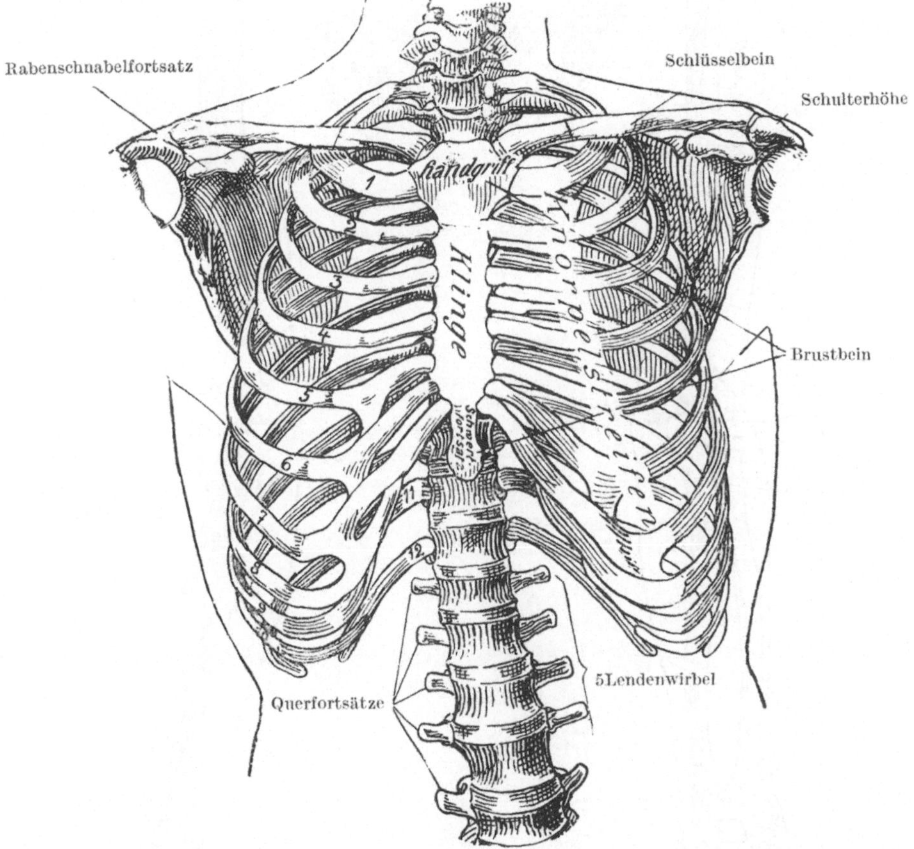

Abb. 10. Brustkorb.

und dem erheblich kleineren, unteren Ende mit dem Griffelfortsatz. Die *Speiche* hat oben ein *tellerförmiges Köpfchen*; dann folgt der Hals, nach diesem kommt ein nicht unerheblicher Knochenwulst, die sogenannte *Rauhigkeit* der Speiche. Der Schaft ist ebenfalls wieder dreikantig, die schärfere Kante ist der Elle zugekehrt. Das untere Ende der Speiche ist erheblich dicker als das obere und bildet einen *Hauptteil* des *Handgelenks*.

Die Knochen der Hand teilt man ein in die Knochen der *Handwurzel*, der *Mittelhand* und der *Finger*. Acht kleine, vielgestaltige Knochen in

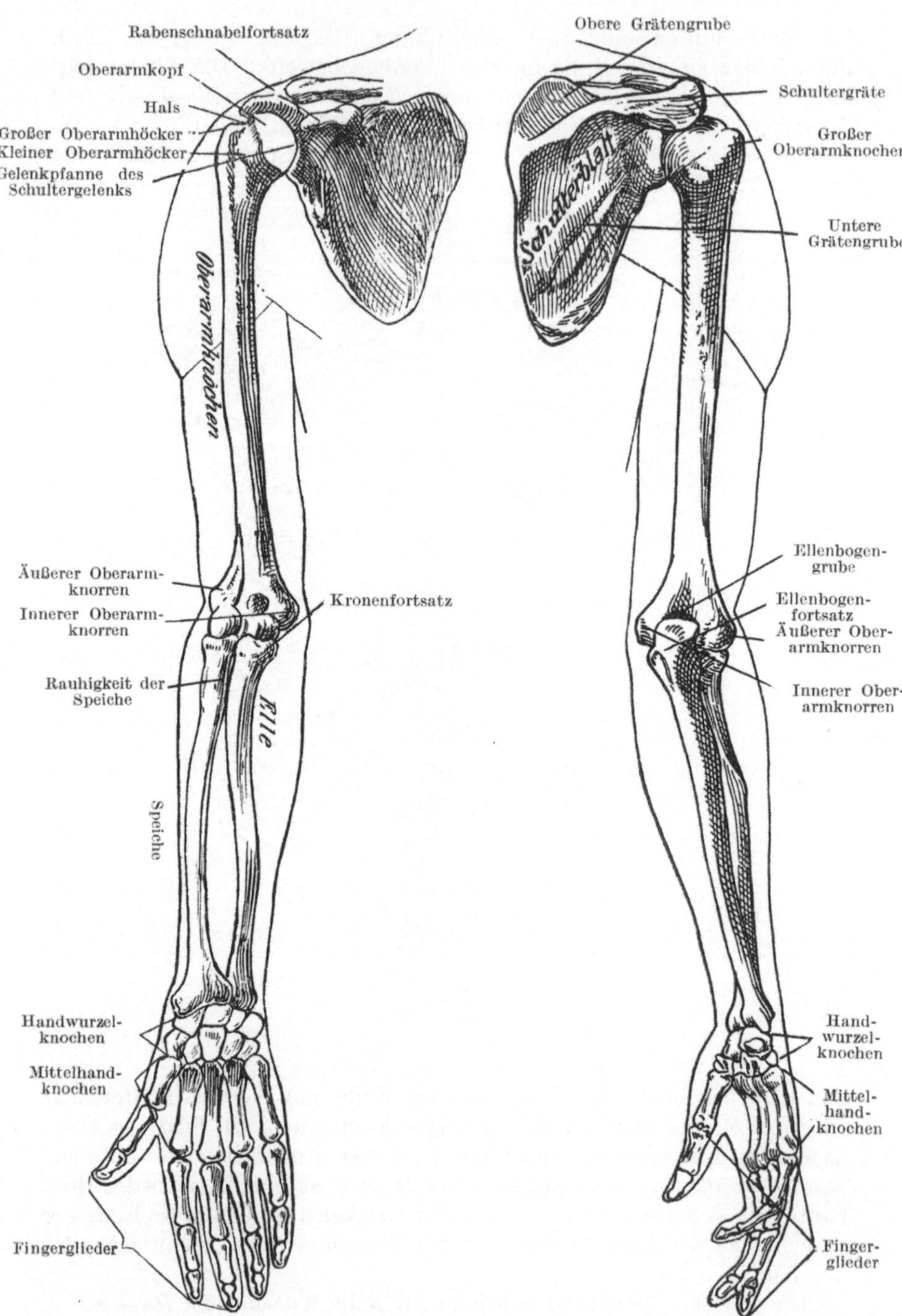

Abb. 11. Armansicht von vorn.   Abb. 12. Armansicht von hinten.

zwei Reihen übereinander geordnet und sämtlich durch Gelenke miteinander verbunden, bilden die Handwurzel. Die untere Reihe derselben steht durch Gelenke in Verbindung mit den fünf Mittelhandknochen; diese wiederum sind gelenkig verbunden mit den Grundgliedern der fünf Finger. Von den Fingern haben der Daumen zwei, die übrigen Finger je drei Glieder, die ebenfalls sämtlich durch Gelenke miteinander verbunden sind.

Das Becken. Nach unten an den letzten Lendenwirbel schließt sich das *Kreuzbein* an; es ist dies ein dreiseitiger, nach hinten ausgebogener Knochen, dem man es noch ansieht, daß er aus *5 Wirbeln* zusammengewachsen ist. Die bei den Wirbeln kennengelernten, verschiedenen Vorsprünge finden wir auch hier, wenn auch in verkümmerter Form, wieder. Der Wirbelkanal erstreckt sich durch das ganze Kreuzbein. Nach hinten und vorne gehen Löcher, welche den Nerven den Austritt gestatten. An das Kreuzbein schließt sich das Steißbein, welches aus vier kümmerlichen Wirbelresten besteht. Durch ein wahres Gelenk mit dem Kreuzbein verbunden sind die beiden *Hüftbeine.* Sie sind aus drei Knochen zusammengewachsen, von denen wir den oberen als *Darmbein,* den mehr vorne unten gelegenen als *Schoßbein,* den hinten unten gelegenen als *Sitzbein* bezeichnen. Den oberen Rand des Darmbeines nennen wir den *Darmbeinkamm,* einen am vorderen Rande desselben vorspringenden Fortsatz den oberen *Darmbeinhöcker.* Nahe darunter liegt der untere *Darmbeinhöcker.* Hinten am Darmbeinkamm befindet sich der hintere *obere Darmbeinhöcker.* An der Stelle, wo Darmbein, Sitzbein und Schoßbein zusammenstoßen, liegt die *Gelenkpfanne für das Hüftgelenk,* darunter das *Hüftbeinloch.* Am Sitzbein unterscheiden wir den *Sitzbeinstachel* und den *Sitzbeinknorren.* Eine bindegewebige Brücke zwischen den beiden Schoßbeinen schließt den Beckenring nach vorne.

Das Bein. Der *Oberschenkelknochen* trägt oben einen *kugelförmigen Gelenkkopf,* darauf folgt eine stark eingeschnürte Partie, der *Schenkelhals,* und hieran setzt sich im stumpfen Winkel der *Schaft des Oberschenkelknochens.* Auf dem Querschnitt hat letzterer eine dreieckige Form; die beiden nach vorne gelegenen Kanten sind stark abgerundet. Oben am Schaft befinden sich zwei *kräftige Knochenvorsprünge,* der *große und kleine Rollhügel.* Nach unten zu verbreitert der Schaft sich seitlich zu dem inneren und äußeren *Oberschenkelknorren,* hinten liegt zwischen diesen beiden die *Kniekehlengrube,* vorne die *Kniescheibengrube;* in letztere schmiegt sich die *Kniescheibe,* eine ziemlich dicke, annähernd dreiseitige Knochenscheibe.

Der *Unterschenkel* besteht aus dem *Schienbein* und dem nach außen davon gelegenen *Wadenbein.* Das Schienbein ist von diesen beiden der bei weitem kräftigere Knochen, das obere Stück ist stark verdickt und bildet seitlich den äußeren und inneren *Schienbeinknorren,* nach vorne den *Schienbeinhöcker.* Diese bilden zusammen mit den Oberschenkelknorren das *Kniegelenk.* Der Schaft des Schienbeins ist *dreikantig,*

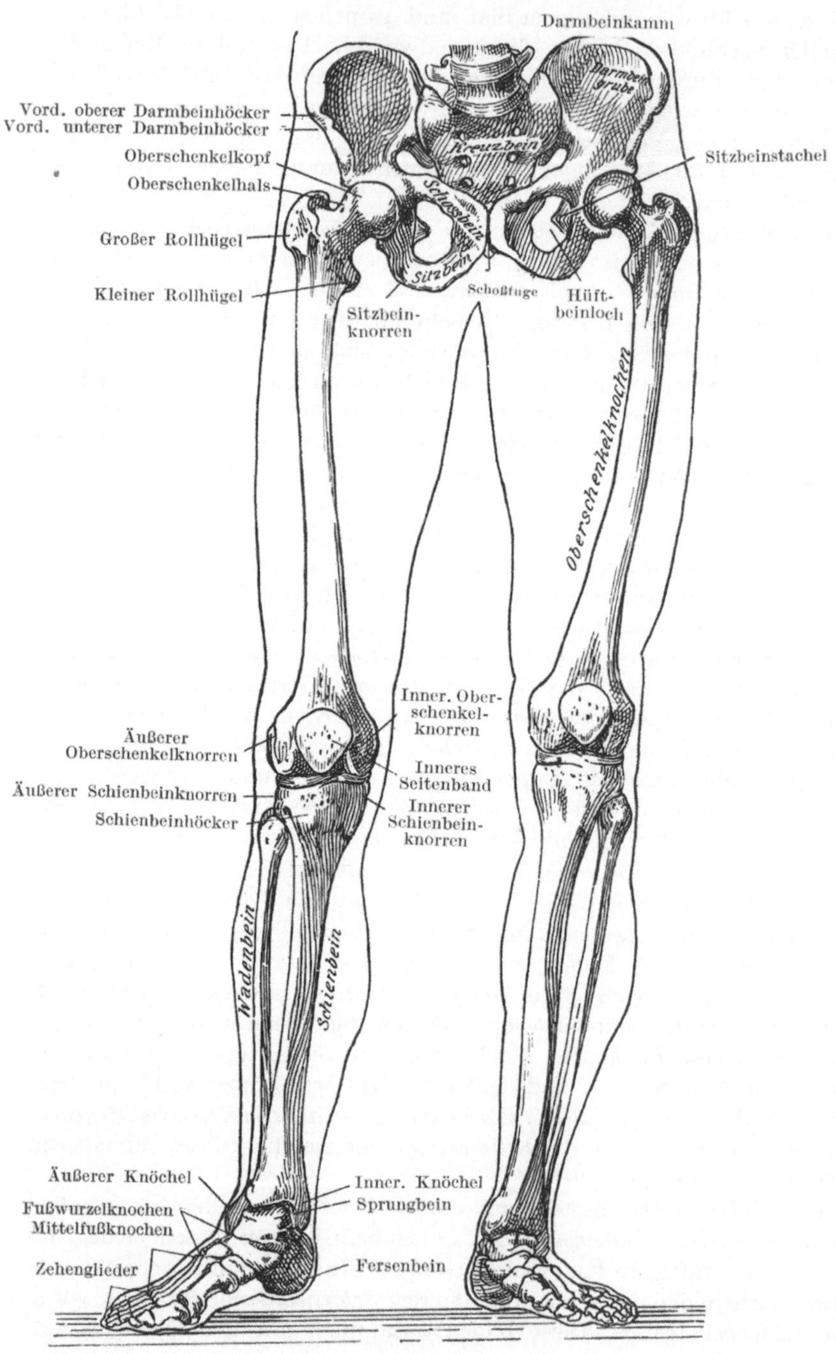

Abb. 13. Becken und Beine von vorn.

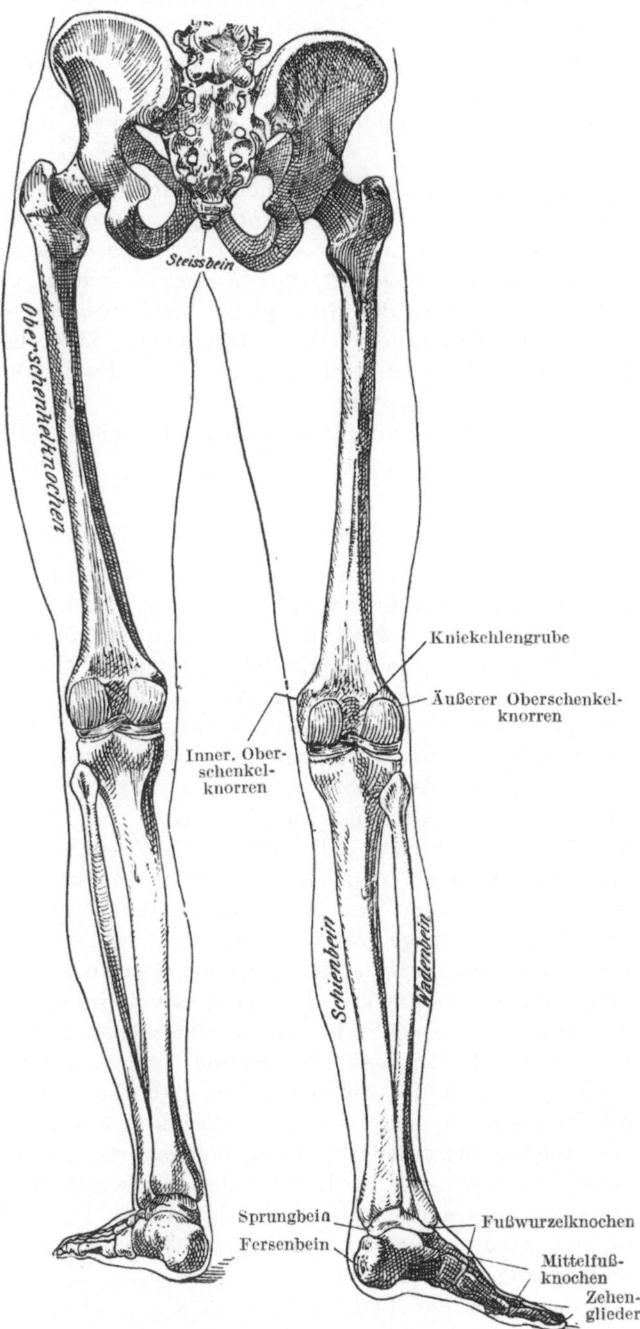

Abb. 14. Becken und Beine von hinten.

die schärfere Kante liegt hier nach vorne. Das untere Ende bildet den *inneren Knöchel*.

Das *Wadenbein* ist ein sehr schlank gebauter Knochen, welcher oben einen kleinen Kopf hat, der mit dem Schienbein in Verbindung steht. Das untere Ende ist kräftiger entwickelt und bildet den *äußeren Knöchel*.

Der Fuß. Am Fuß unterscheiden wir ähnlich wie bei der Hand die Knochen der *Fußwurzel*, des *Mittelfußes* und der *Zehen*. Von den Fußwurzelknochen ist der oberste das *Sprungbein*, welches, zwischen die beiden Knöchel eingefügt, das *Fußgelenk* bilden hilft. Nach hinten unten setzt sich an das Sprungbein das *Fersenbein*; das *Kahnbein* liegt am inneren Fußrande vor dem Sprungbein, davor liegen die drei *Keilbeine* und nach außen von diesen das *Würfelbein*. Den Mittelfuß bilden die fünf *Mittelfußknochen*.

In Verbindung mit diesen stehen die *Zehen*, von welchen die *große Zehe* zwei Glieder, die übrigen dagegen drei Glieder haben.

3. Gelenk- und Bänderlehre.

Bereits bei der Knochenlehre haben wir erfahren, daß die einzelnen Knochen des menschlichen Skelets durch *Nähte*, *Knorpel*, *Bindegewebe* oder durch *wahre Gelenke* miteinander in Verbindung stehen. Letztere erheischen noch eine nähere Betrachtung, da sie für die Bewegungen unseres Körpers eine sehr wichtige Rolle spielen. Bei dem wahren Gelenk haben wir zwei zueinander passende Gelenkenden. Beide tragen einen spiegelglatten *Knorpelüberzug*. Am Rande desselben setzt sich ringsherum die *Gelenkkapsel* an, eine kräftige, bindegewebige Haut, welche den Zwischenraum zwischen Kopf und Pfanne vollständig nach den Seiten abschließt und dadurch die *Gelenkhöhle* bilden hilft. Nach der Gelenkhöhle zu ist die Kapsel mit *Schleimhaut* bekleidet, deren Bau wir mit demjenigen der Mundschleimhaut vergleichen können. Nach außen sind kräftige *Bänder* eingewebt, welche die Verbindung der beiden das Gelenk bildenden Knochen noch fester machen, andererseits aber auch im Verein mit den Knochenvorsprüngen dafür sorgen, daß die Bewegungen nicht über einen wünschenswerten Grad hinaus stattfinden. Die Schleimhaut der Kapsel sondert unter normalen Verhältnissen gerade soviel Flüssigkeit ab, daß die Gelenkflächen schlüpfrig erhalten werden. Nur wenn das Gelenk durch Fall, Stoß oder Schlag eine Schädigung erleidet, oder auch sonst, wie durch Krankheit, in Mitleidenschaft gezogen wird, kann diese Absonderung sowohl an Stärke zunehmen, als auch in der Art sich ändern. Das Gelenk schwillt dann an und enthält mehr oder minder große Mengen einer wässerigen, blutigen oder eiterigen Flüssigkeit.

Die Größe der Beweglichkeit in einem Gelenk ist in erster Linie abhängig von der *Form* des Gelenkkopfes und der -pfanne.

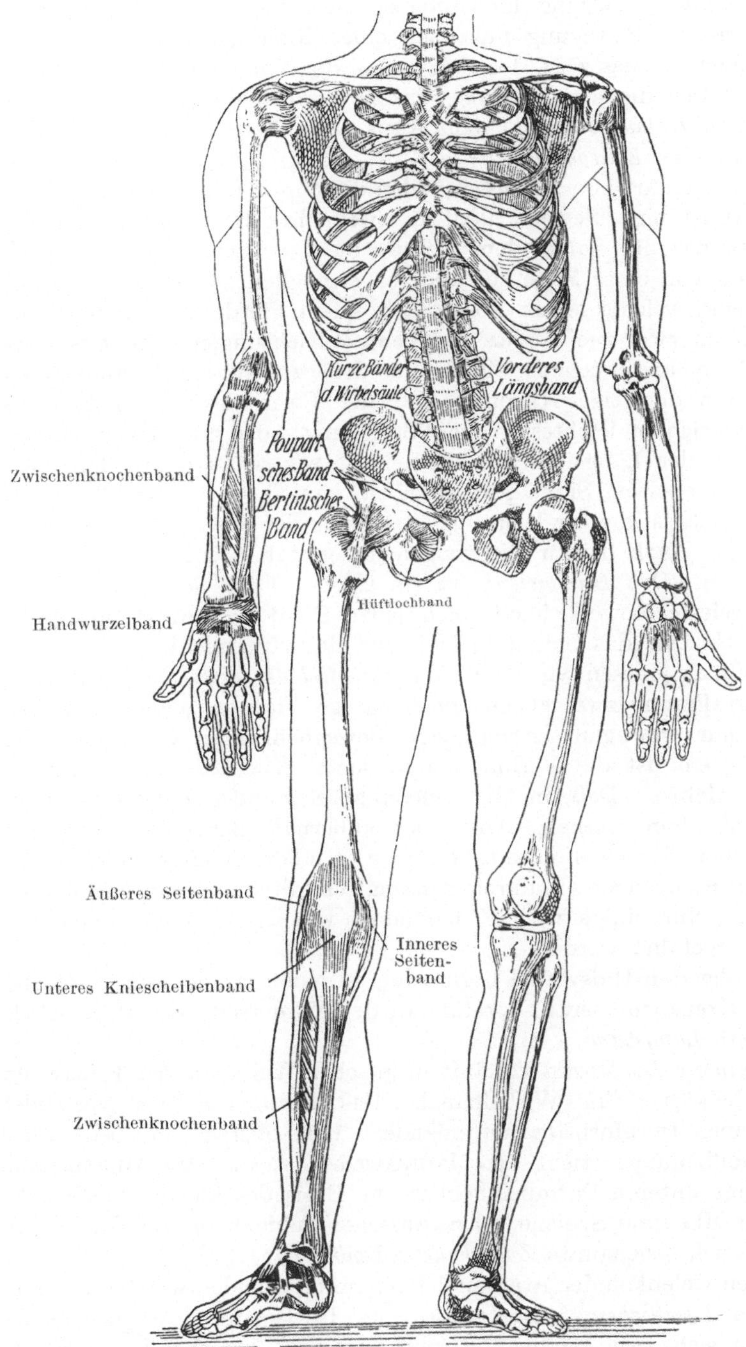

Abb. 15. Skelet mit Bändern.

Nach dieser Richtung hin unterscheiden wir das *Scharniergelenk*, in welchem die Bewegung nur nach einer Richtung hin möglich ist, ganz ähnlich wie das z. B. der Fall ist bei der Türangel. Zu diesen Gelenken gehören die *Fingergelenke*, das *Drehgelenk* zwischen dem Zahn des zweiten *Halswirbels* und dem Atlas, das *Kiefergelenk*, das *Ellenbogengelenk*, das *Kniegelenk*.

Eine zweite Art von Gelenken bilden die *Sattel-* und *Ellipsoidgelenke*: bei diesen ist eine Beweglichkeit in zweifacher Richtung vorhanden. Gerade so wie der Sattel dem Reiter eine Bewegung von vorn nach hinten und von einer Seite zur anderen ermöglicht, gestattet auch das Sattelgelenk, welches seiner Form nach einem Pferdesattel ähnelt, eine Bewegung in zwei zueinander senkrechten Richtungen. Die Basis des ersten Mittelhandknochens bildet mit dem zugehörigen Handwurzelknochen ein derartiges Gelenk. Von der Form des Ellipsoidgelenks macht man sich am leichtesten eine Vorstellung, wenn man die Oberfläche des Eies in der Längsrichtung betrachtet, wir sehen dann, daß diese Fläche in doppeltem Sinne gekrümmt ist, einmal von einem Eipol zum andern, zweitens in einer Richtung, welche zu der eben erwähnten senkrecht steht. Nach beiden Richtungen hin gestattet ein solches Gelenk Bewegungen. Das *Handgelenk* ist ein solches Ellipsoidgelenk.

Die freieste Beweglichkeit nach jeder Richtung hin gestatten die *Kugelgelenke*, wie das Schultergelenk und das Hüftgelenk.

Schließlich müssen wir noch die *ebenen Gelenke* erwähnen, bei denen Kopf und Pfanne zwei ebene, gleichmäßige Flächen bilden, zwischen welchen nur eine ganz geringfügige Beweglichkeit möglich ist. Ein solches Gelenk ist die Verbindung zwischen *Kreuzbein* und *Hüftbein*.

Bänderlehre. Daß in die Gelenkkapsel Bänder eingewebt sind, haben wir schon gesehen. Aber auch außerhalb derselben finden wir die einzelnen Knochen unseres Körpers in überaus kunstvoller Weise nach allen Richtungen hin durch Bandmassen miteinander in Verbindung gebracht. Nur einige wenige, besonders wichtige Bänder sollen hier einzeln aufgeführt werden.

Vom obersten Halswirbel beginnend, an jeden Wirbel sich ansetzend bis zum Kreuzbein herab, verläuft an der Vorderseite der Wirbelsäule das *vordere Längsband*.

Das *hintere Längsband* verläuft in gleicher Weise an der Rückwand der Wirbelkörper im Wirbelkanal. Das *Dornspitzenband* verbindet die einzelnen Dornfortsätze miteinander. Vom oberen Darmbeinhöcker zur Schoßbeinfuge zieht das POUPARTsche *Band*, das BERTINIsche Band vom unteren Darmbeinhöcker zur Basis des kleinen Rollhügels. Zwischen Elle und Speiche, sowie zwischen Schienbein und Wadenbein befinden sich sogenannte *Zwischenknochenbänder*.

An den Gelenken der Arme und Beine unterscheiden wir die *vorderen*, *hinteren* und *seitlichen Verstärkungsbänder*. Im Inneren des Kniegelenkes schneiden sich zwei Bänder *kreuzweise* und heißen die Kreuzbänder.

4. Die Muskellehre.

Allgemeines. Das Muskelgewebe ist bei weitem das massigste Gewebe des Körpers. Die kleinste Einheit desselben ist die *Muskelzelle*. An den Enden derselben finden sich zarte *Sehnen* zur Verbindung mit den benachbarten Fasern; auf diese Weise entstehen die Muskelbündel.

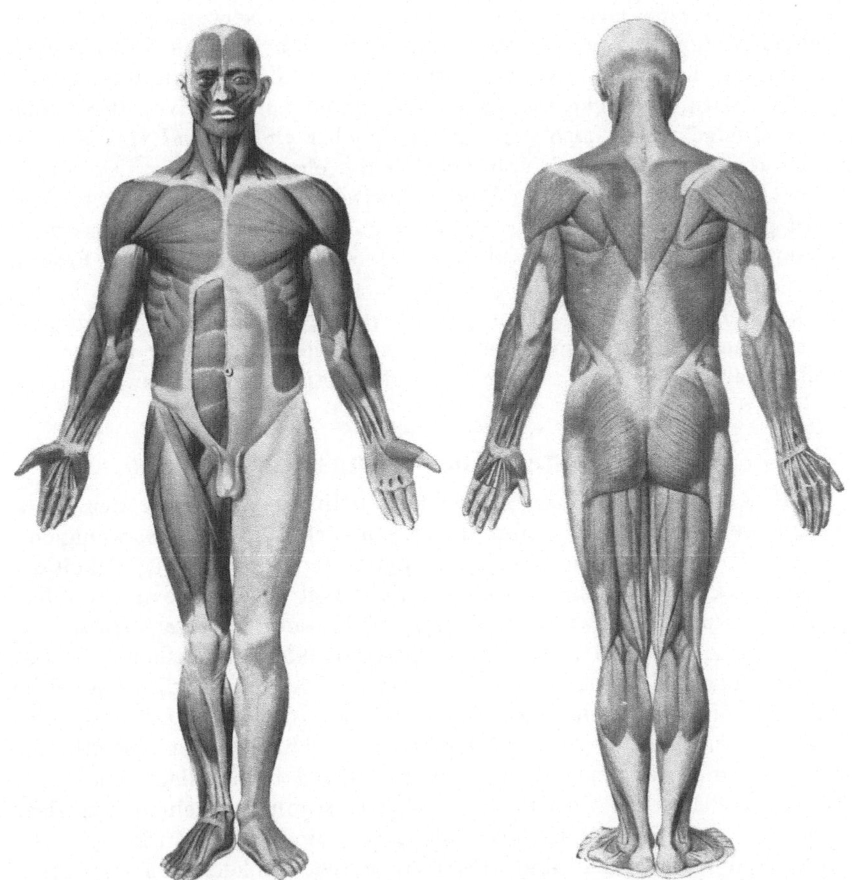

Abb. 16. Gesamtbild der Skeletmuskulatur von vorn. Abb. 17. Gesamtbild der Skeletmuskulatur von hinten.
(Nach TANDLER: Lehrbuch der system. Anat. Bd. I, 2. Aufl.)

Die Vereinigung vieler solcher Bündel bildet den Muskel, welcher sich mit seinen sehnigen Enden in gleicher Weise wieder an den für ihn bestimmten Knochen befestigt. Durch den *Willens-* oder *elektrischen* oder *mechanischen Reiz* kann der Muskel dazu gebracht werden, sich zusammenzuziehen. Durch eine solche Zusammenziehung werden die Knochen, an welchen der Muskel mittels seiner Sehnen festhaftet, einander genähert. Auf diese Weise kommen die Bewegungen unseres

Körpers zustande, wird die werktätige Arbeit geleistet. Von den beiden Befestigungspunkten ist der eine in der Regel schwerer beweglich als der andere, den ersteren bezeichnen wir als den *Ursprung,* den letzteren als den *Ansatz* des Muskels.

Die Muskeln an den Armen und Beinen haben der großen Mehrzahl nach eine *spindelförmige Gestalt.* Am Stamm und am Kopf finden wir auch *fächerförmige* Gebilde. Mit Blutgefäßen und Nerven ist der Muskel reichlich versorgt. Die ersteren dienen dazu, ihm Blut als Nährmaterial zuzuführen, die letzteren vom Gehirn aus den Willensreiz zu übermitteln.

Die Leistungsfähigkeit eines Muskels hängt zunächst von der Größe seines Querschnittes, also von einer möglichst *großen Zahl* von Muskelfasern ab, dann aber auch von der *Güte* der einzelnen Faser. Der große Unterschied in der Leistungsfähigkeit zwischen einem durch Arbeit und Sport geschulten Menschen und einem ungeschulten ist uns allen wohl bekannt; er beruht sowohl auf einer Vermehrung der Zahl der Fasern, als auch auf einer besseren Qualität derselben. *Übung* ist es, die den Muskel auf die Höhe seiner Leistungsfähigkeit bringt. *Untätigkeit* setzt sie herab. Durch sie leidet nicht nur die Qualität der Fasern, ein großer Teil derselben geht sogar zugrunde; Fett- und Bindegewebe treten an ihre Stelle.

Die wichtigsten Muskeln unseres Körpers.

Die Kopfmuskeln. Am Schädeldach befindet sich vorne der *Stirnmuskel,* welcher die Stirn in Falten legt, seitwärts einige kleine, wenig entwickelte Muskeln, welche in früheren Zeitperioden die Beweglichkeit der Ohrmuschel bewerkstelligt haben, eine Fähigkeit, welche die meisten Menschen heutzutage nicht mehr besitzen, und hinten der *Hinterhauptmuskel.*

In der *Augenhöhle* liegen eine Reihe von kleinen Muskeln, die den Augapfel nach allen Richtungen hin bewegen. Außen um dieselbe herum liegen die Muskeln, welche das Auge schließen, das obere Lid heben, die Augenbrauen runzeln. An der *Nase* sind zu erwähnen zwei kleine Muskeln zur Bewegung der Nasenflügel, um den *Mund* herum liegt eine ganze Anzahl, welche dem Gesicht je nach der Stimmung seinen charakteristischen Ausdruck verleihen, die sog. mimischen Muskeln. Am kräftigsten ausgebildet sind die *Kaumuskeln,* welche vom *Oberkiefer* und *Schläfenbein* ausgehen, sich am *Unterkiefer* festsetzen und durch ihr Zusammenziehen nicht allein den Unterkiefer gegen den Oberkiefer pressen, sondern letzteren auch vorwärts, rückwärts und seitwärts verschieben.

Die Halsmuskeln. Der kräftigste aller Halsmuskeln ist der *Kopfhalter;* er hat seinen Ursprung am Handgriff des *Brustbeins* und am *inneren Teil des Schlüsselbeins.* Er setzt sich fest an dem Warzenfortsatz, einem direkt hinter dem Ohr gelegenen Vorsprung des Schläfenbeins. Wenn beide Kopfhalter sich gleichzeitig zusammenziehen, so wird der Kopf gehoben und nach vorne geschoben; zieht sich nur der eine, z. B.

der rechte zusammen, so wird der Kopf nach der rechten Schulter ge-
neigt, bei gleichzeitiger leichter Drehung des Kinns nach links (Schiefhals). Vorne am Halse liegen eine Reihe von Muskeln, welche den
Unterkiefer herabziehen und den Kehlkopf bewegen können. Seitlich
nach hinten von dem Kopfhalter liegen der *Heber* des *Schulterblattes* und
drei Rippenhalter, sie gehen von den Querfortsätzen der Halswirbel aus,
setzen sich an dem Schulterblatt resp. den drei oberen Rippen fest und
vermögen diese Knochen zu heben.

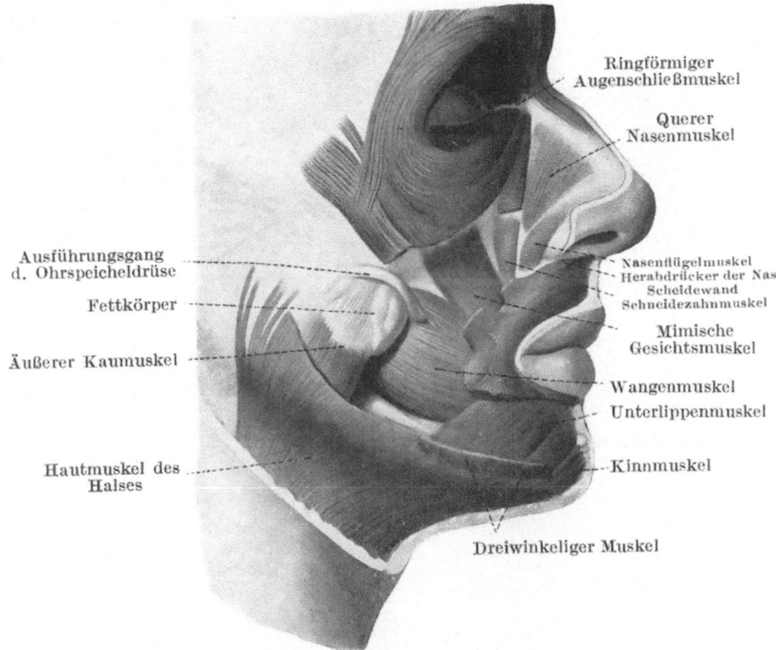

Abb. 18. Muskulatur des Gesichtes, tiefe Schichte. (Nach TANDLER.)

Die Brustmuskeln. Der große *Brustmuskel* ist ein sehr kräftig ent-
wickelter Muskel. In breiter Ausdehnung entspringt er vom *Brustbein,*
dem *Schlüsselbein* und den wahren *Rippenknorpeln.* Seine Fasern laufen
in einer Sehne zusammen und setzen sich an dem oberen Teile des Oberarmes fast. Zieht der Muskel sich zusammen, so bringt er den Arm nach
vorne an die Brust heran, ist also tätig beim Umarmen, beim Übereinander-
schlagen der Arme, wie es geschieht, um sich zu erwärmen und ähnlichen
Bewegungen. Stemmt man den Arm fest auf und läßt dann den Brustmuskel sich zusammenziehen, so wird er die Rippen heben, da diese
jetzt leichter beweglich sind als der festgestemmte Arm, und so die Einatmung begünstigen.

Der kleine *Brustmuskel* liegt unter dem großen, er geht von den
Rippen zum Rabenschnabelfortsatz des *Schulterblattes* und zieht entweder

die Schulter nach vorne oder hebt bei festgestemmter Schulter die Rippen.

Der *vordere Sägemuskel* liegt seitlich am Brustkorb und entspringt mit acht *sägeartigen Zacken* von den acht oberen Rippen, zieht zwischen Schulterblatt und Rippen an den *inneren Rand des Schulterblattes* und vermag das Schulterblatt nach der Seite und nach vorn zu ziehen.

Zwischen den Rippen befinden sich die sog. *Zwischenrippenmuskeln.*

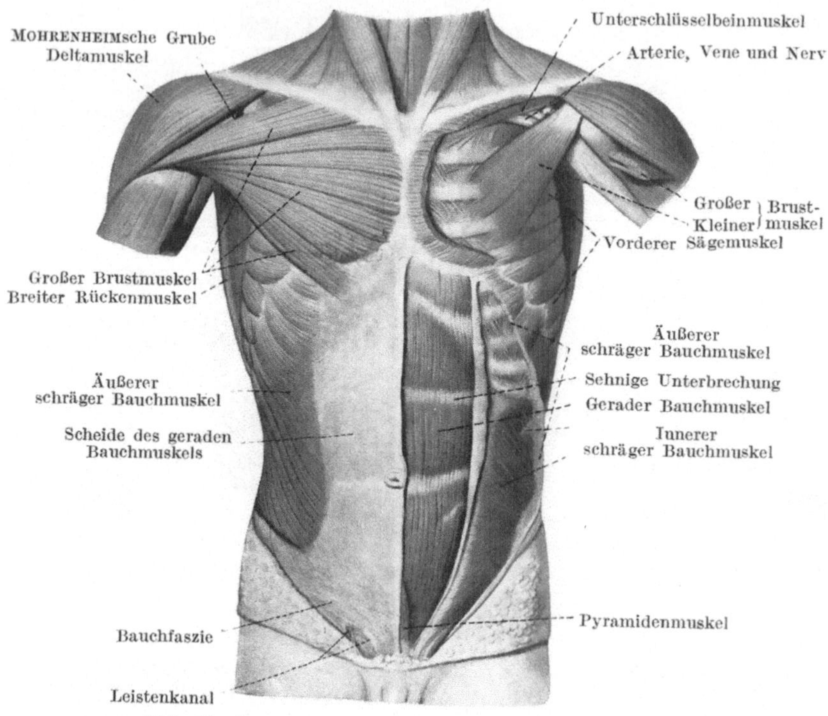

Abb. 19.   Rumpfmuskulatur von vorn.   (Nach TANDLER.)

Nach unten wird der Brustkorb durch das Zwerchfell abgeschlossen. Es hat eine nach oben gewölbte Gestalt und eine hautähnliche Beschaffenheit.   Flächenhaft angeordnete Muskelbündel sind in dasselbe eingelagert.

Die Bauchmuskeln.   Die Bauchmuskeln umschließen den Bauch nach allen Richtungen.   Von dem untersten Teile des *Brustbeins* und den Knorpeln der 5.—7. Rippe zur *Schoßbeinfuge* hin verlaufen parallel der Mittellinie die beiden geraden *Bauchmuskeln.*

Der *äußere schräge Bauchmuskel* zieht hinten oben von den unteren Rippen her schräg nach vorne unten. *Der innere schräge* steigt hinten unten vom *Darmbeinkamm* nach vorne oben. *Der quere Bauchmuskel* verläuft von hinten waagerecht nach vorne.   Die drei letzteren Muskeln laufen sämtlich vorne in sehnige, hautartige Flächen aus und umgreifen damit den geraden Bauchmuskel. Werden sämtliche Muskeln gleichzeitig zusammengezogen, so üben sie einen allseitigen Druck auf den Inhalt der Bauchhöhle aus und bilden so die *Bauchpresse,* welche für die Weiterbeförderung des Darminhalts, den Stuhlgang und für die Ausatmung von größter Bedeutung ist.

Die geraden Bauchmuskeln wirken mit beim Rumpfbeugen vorwärts, die schrägen und queren beim Rumpfdrehen.

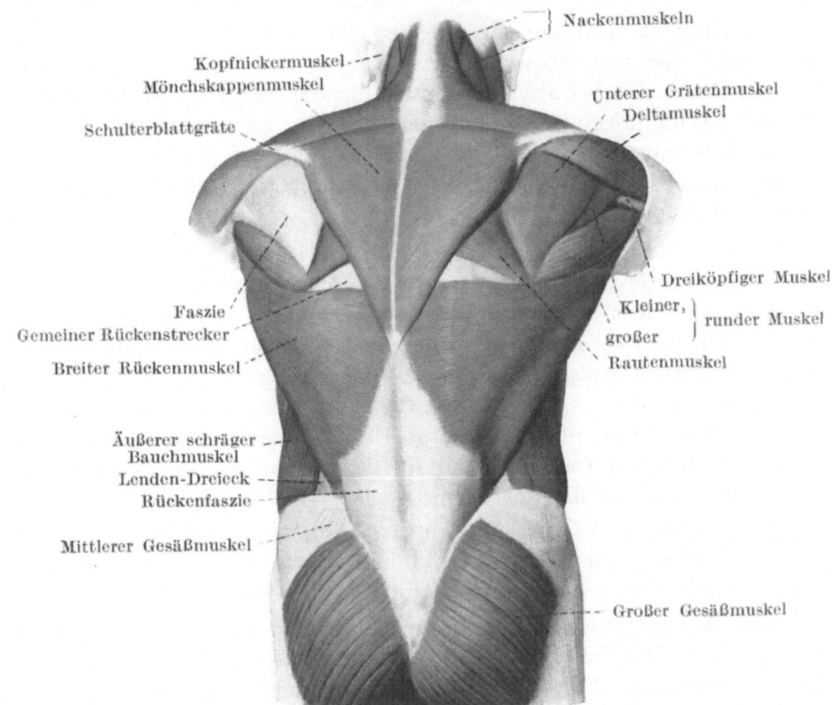

Abb. 20. Muskulatur des Rückens. I. Schicht. (Nach TANDLER.)

In dem Winkel, den der gerade Bauchmuskel mit dem POUPARTschen Bande bildet, durchbricht ein schräg verlaufender Kanal, der Leistenkanal, die sehnigen Faszienblätter der schrägen und queren Bauchmuskeln Ist derselbe zu groß, so kommt es vor, daß Darmschlingen durch ihn hindurchtreten. Es entsteht dann der sog. *Leistenbruch.*

Die Rückenmuskeln. *Oberflächliche Schicht.* Der *Mönchskappenmuskel* entspringt vom Hinterhaupt und sämtlichen Dornfortsätzen der Hals- und Brustwirbelsäule. Die Fasern fließen zusammen und setzen sich an dem äußeren Ende des *Schlüsselbeins,* der *Schulterhöhe* und der *Schultergräte* fest. Ziehen sich die gesamten Fasern dieses Muskels zusammen, so wird die Schulter nach rückwärts gezogen, militärische

Haltung, nur die oberen, so wird die Schulter aufwärts gezogen, nur die unteren, so erfolgt ein Zug nach abwärts.

Der *breite Rückenmuskel* entspringt von den Dornfortsätzen der vier unteren Brustwirbel, der fünf Lendenwirbel, und des Kreuzbeins von dem hinteren Teile des Darmbeinkamms und den vier unteren Rippen. Die Fasern dieses breiten Muskels fließen ebenfalls zusammen zu einer Sehne, die sich an dem oberen Teil des Oberarmknochens anheftet. Seine Aufgabe ist es, den erhobenen Arm nach abwärts zu ziehen, er spielt also eine große Rolle beim Schlagen.

Der *Rautenmuskel* kommt von den Dornfortsätzen der zwei unteren Hals- und der vier obersten Brustwirbel. Sein Ansatz liegt an dem inneren Rande des Schulterblattes. Er hat die Aufgabe, das Schulterblatt wieder in seine normale Lage zurückzuführen, wenn es durch anderweitigen Muskelzug aus derselben herausgebracht worden ist.

Der Schulterblattheber entspringt von den Querfortsätzen der vier oberen Halswirbel und setzt sich fest am oberen Schulterblattwinkel.

Tiefe Schicht. Der *gemeine Rückenstrecker* entspringt vom Kreuzbein, dem hinteren Teil des Darmbeinkammes und den Lendenwirbeln. Er setzt sich fest an sämtlichen Querfortsätzen der Brust- und Halswirbel, den Rippen und am Hinterhaupt. Werden beide Rückenstrecker gemeinschaftlich zusammengezogen, so strecken sie die Wirbelsäule — stramme Haltung —. Wird nur der eine zusammengezogen, so biegt sich die Wirbelsäule nach der Seite. Das Übergewicht des einen Rückenstreckers über den anderen spielt für das Entstehen der Seitenverkrümmung der Wirbelsäule, der Skoliose, eine große Rolle.

Eine große Anzahl kleiner, kurzer Muskeln findet sich zwischen Dornfortsätzen, Querfortsätzen und Rippen. Sie helfen die Wirbelsäule strecken und drehen, die Rippen heben und senken.

Die Armmuskeln. Wir unterscheiden vier verschiedene Muskelgruppen. 1. Die *Schultermuskeln,* welche vom Schulterblatt übergreifen auf den Oberarm. 2. Die *Oberarmmuskeln,* welche vom Oberarm ausgehen und sich an den Unterarmknochen festsetzen. 3. Die *Unterarmmuskeln,* welche vom Unterarm entspringen und auf die Hand gehen. 4. Die *Handmuskeln.*

Die Schultermuskeln. Der *dreiseitige oder Deltamuskel* entspringt von dem äußeren Teil des Schlüsselbeins, der Schulterhöhe und der Schultergräte. Er setzt sich fest am oberen Teile des Oberarmbeines und vermag den hängenden Arm bis zur Horizontalen zu erheben. Das weitere Erheben des Armes besorgt der schon bei den Brustmuskeln erwähnte vordere Sägemuskel dadurch, daß er den unteren Schulterblattwinkel nach der Seite zieht.

Der *Unterschulterblattmuskel* nimmt seinen Ursprung von der ganzen Vorderfläche des Schulterblattes und zieht hin zum kleinen Oberarmhöcker; er dreht den Arm einwärts.

Der *Ober-* und *Untergrätenmuskel* entspringen aus der Ober- und Untergrätengrube, setzen sich fest an dem großen Oberarmhöcker und vermögen den Arm nach außen zu drehen.

Die Oberarmmuskeln. Sie haben die Aufgabe, den Unterarm zu beugen und zu strecken. Wir haben zwei **Beuger,** den *zweiköpfigen*

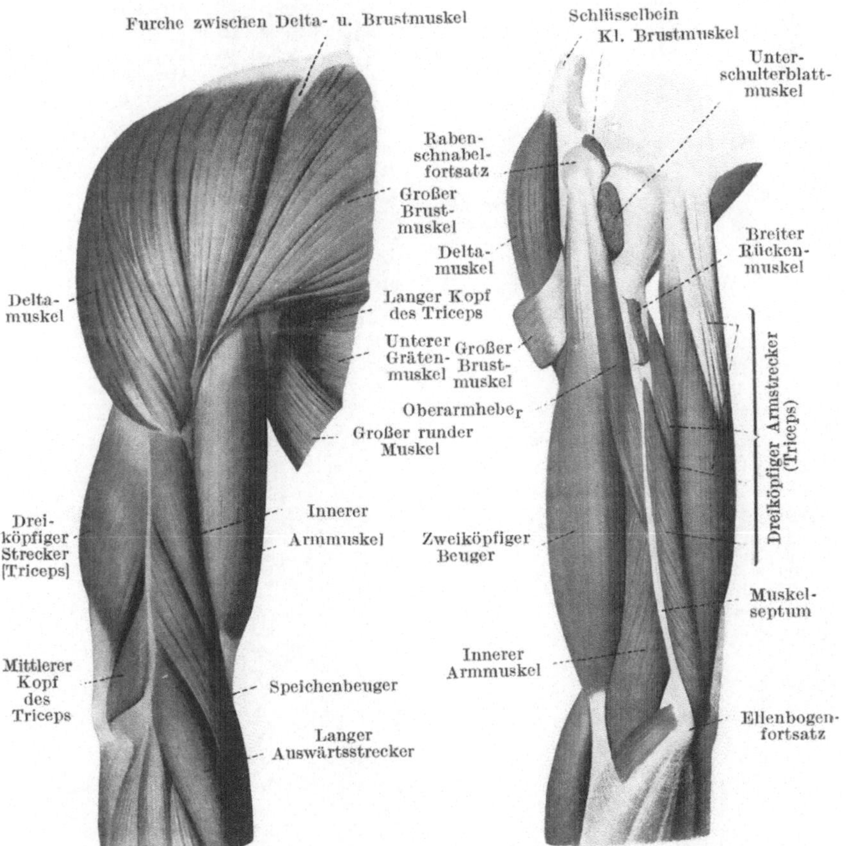

Abb. 21. Muskeln des Oberarmes von vorn. (Nach Tandler.)   Abb. 22. Muskel des Oberarmes von vorn innen. (Nach Tandler.)

Muskel und den *inneren Armmuskel.* Sie kommen vom Oberarm resp. der Gelenkgegend des Schulterblattes und setzen sich, ersterer oben an der Speiche, letzterer an der Elle, fest. Die **Streckung** des Unterarmes besorgt der *dreiköpfige Strecker,* dessen einer Kopf von der Gelenkgegend des Schulterblattes kommt, während die beiden anderen von den hinteren Flächen des Oberarmbeins entspringen. Sie setzen sich fest an dem Ellenbogenfortsatz.

Die Unterarmmuskeln. Bei den Unterarmmuskeln unterscheiden wir *Beuger* und *Einwärtsdreher, Strecker* und *Auswärtsdreher.* Die ersteren liegen an der *Vorder-* und *Innenseite,* die letzteren an der *Rück-* und *Außenseite.* Zu den **Beugern,** welche von dem inneren Oberarmknorren, dem Zwischenknochenbande und der Vorderseite der Elle und Speiche

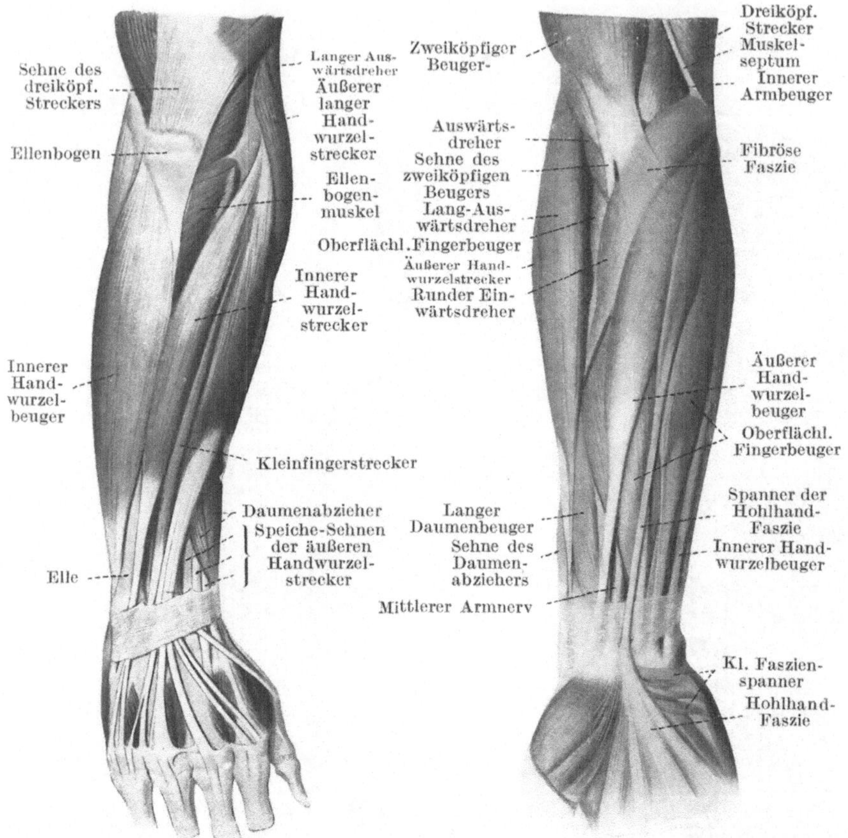

<table>
<tr><td>Abb. 23. Rückseitige Unterarmmuskeln.
I. Schicht. (Nach TANDLER.)</td><td>Abb. 24. Vorderseitige Unterarmmuskeln.
I. Schicht. (Nach TANDLER.)</td></tr>
</table>

kommen, gehören die *Einwärtsdreher der Hand,* die *Handwurzelbeuger* und die *Fingerbeuger.* Die ersteren ziehen hin zu den Mittelhandknochen. Von den Fingerbeugern heftet sich der *oberflächliche* an die Basen der *Mittelglieder,* der *tiefe* an die *Nagelglieder* der Finger.

Zu den **Streckmuskeln,** welche von dem äußeren Oberarmknorren, dem Zwischenknochenbande, der Rückseite der Elle und Speiche entspringen, gehören der *Auswärtsdreher* der Hand, Ansatz am Griffelfortsatz der Speiche, der *Handwurzelstrecker,* Ansatz an den Mittelhandknochen, und die *Fingerstrecker*, welche sich festsetzen an den 2. und 3. Fingergliedern.

Die Muskeln der Hand. Es gehören dazu die Muskeln des *Daumenballens*, des *Kleinfingerballens*, die sog. *Spulwurmmuskeln* und die *Zwischenknochenmuskeln*. Die beiden ersteren haben die Aufgabe, den Daumen resp. den kleinen Finger nach verschiedenen Seiten zu bewegen. Die

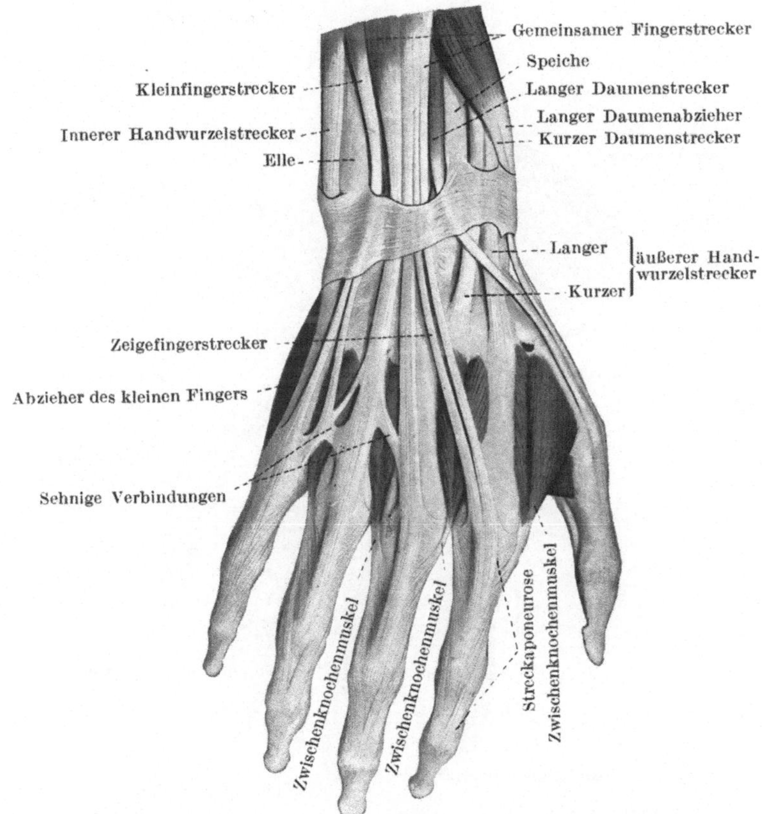

Abb. 25. Muskeln und Sehnen am Handrücken. (Nach Tandler.)

Spulwurmmuskeln beugen die Grundglieder der 2.—5. Finger und strecken die beiden anderen Glieder. Die Zwischenknochenmuskeln, soweit sie auf dem Handrücken liegen, spreizen die Finger, die in der Hohlhand gelegenen schließen die Finger. Die Sehnen der Beuger und Strecker der Finger verlaufen in Sehnenscheiden, das sind mit Schleimhaut ausgekleidete, zarte Hülsen, welche die Sehnen dieser am meisten gebrauchten Muskeln möglichst vor Reibung bewahren sollen. Immer gelingt das aber selbst so nicht, und es kommt dann zu Entzündungen dieser Sehnenscheiden.

Die Muskeln des Beines. Es gehören dazu die *Hüftmuskeln, die Ober-schenkelmuskeln*, die *Unterschenkelmuskeln* und die *Fußmuskeln*.

Die Hüftmuskeln. Sie zerfallen in vordere und hintere. Zu den vorderen gehören 1. der *vierseitige Lendenmuskel*, welcher vom Darmbein-kamm und den Querfortsätzen der Lendenwirbel kommend sich an der 12. Rippe festsetzt. Zieht er einseitig sich zusammen, so hebt er die betreffende Beckenhälfte. Durch ihre abwechselnde Tätigkeit wird beim

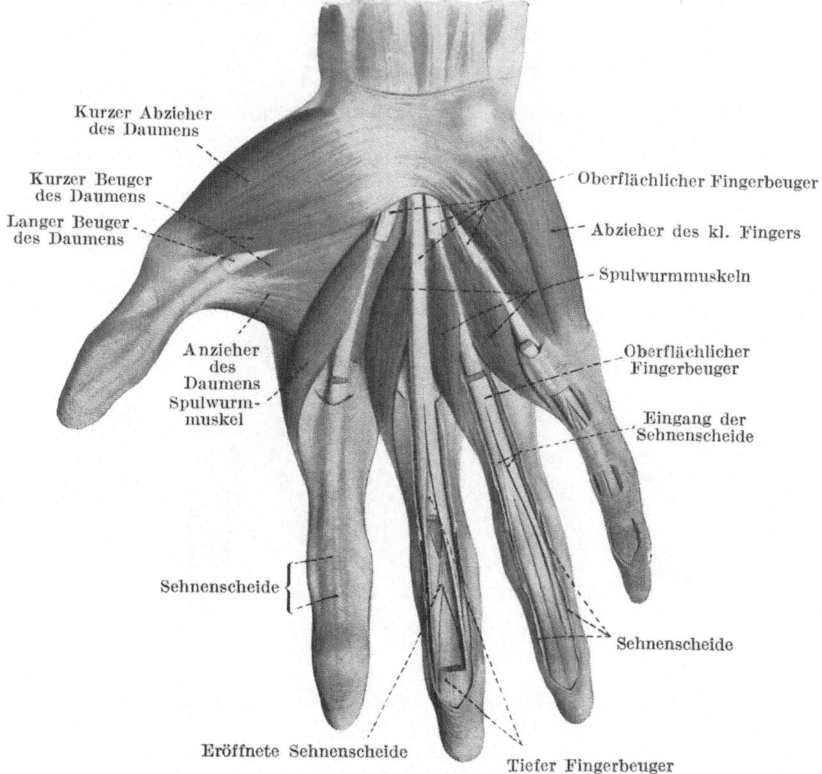

Abb. 26. Sehnen der Fingerbeuger. (Nach TANDLER.)

Gehen und Laufen das Becken im Gleichgewicht gehalten. 2. Der *große Lendenmuskel*, welcher von den Lendenwirbeln, der *innere Darmbein-muskel*, welcher von der inneren Fläche des Darmbeines kommt. Beide gehen mit einer gemeinsamen Endsehne an den kleinen *Rollhügel* des Oberschenkelknochens und bewirken durch ihr Zusammenziehen ent-weder, wenn der Rumpf feststeht, daß der Oberschenkel *an den Leib* herangezogen wird, oder aber wenn die Beine feststehen, daß der Ober-körper sich nach *vorne beugt.*

Zu den hinteren Hüftmuskeln gehören der *große*, der *mittlere* und der *kleine Gesäßmuskel*. Sie kommen vom Kreuz- und Hüftbein und setzen sich fest an dem *großen Rollhügel*. Sie dienen in der Hauptsache dazu, das Bein nach *außen* und nach *hinten* zu ziehen.

Unter dieser Schicht liegt noch eine Reihe kleinerer Muskeln, die den Oberschenkel nach außen rollen.

Die Oberschenkelmuskeln. Sie zerfallen in *Strecker, Beuger* und *Anzieher*.

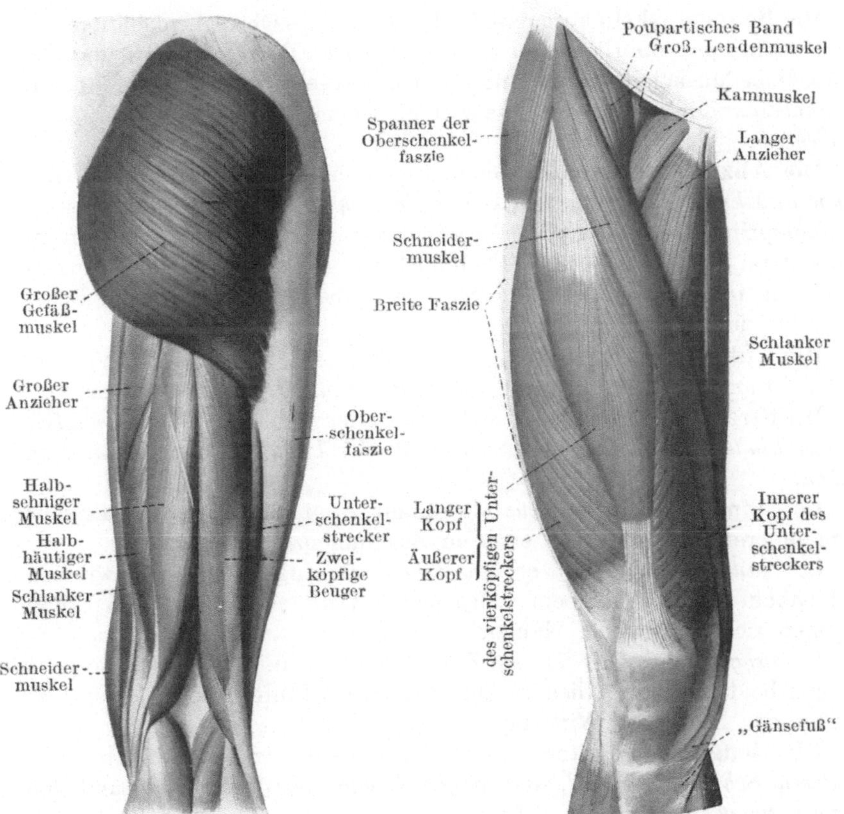

Abb. 27. Muskeln des Oberschenkels von hinten. (Nach TANDLER.)

Abb. 28. Oberschenkelmuskeln von vorn. (Nach TANDLER.)

Zu den **Streckern** gehören:

1. Der *Schneidermuskel*, welcher vom oberen, vorderen Darmbeinhöcker kommt und sich an der Innenseite des Schienbeinhöckers festsetzt. Er dient dazu, die Beine übereinander zu schlagen, wie die Schneider zu sitzen pflegen.

2. *Der Spanner der Oberschenkelfaszie*, welcher ebenfalls vom oberen, vorderen Darmbeinhöcker kommt, ist ein kurzer Muskel und spannt — seinem Namen entsprechend — die auf der Außenseite des Oberschenkels gelegene, derbe Faszie.

3. Der *vierköpfige Unterschenkelstrecker*, welcher bei weitem der kräftigste von den am Oberschenkel gelegenen Muskeln ist. Der *lange* Kopf desselben entspringt vom unteren Darmbeinhöcker, die *drei anderen* vorne, außen und innen vom Oberschenkelknochen. Nach unten vereinigen sich alle zu einer mächtigen Sehne, welche die Kniescheibe umgreift und zum *Schienbeinhöcker* hinführt. Sein Name besagt seine Wirkung.

Die Beugemuskeln liegen an der Rückseite des Oberschenkelknochens und entspringen sämtlich vom *Sitzbeinknorren*. Der *halbhäutige* und der *halbsehnige* Muskel verlaufen hinten innen und setzen sich an dem inneren *Schienbeinknorren* fest; der zweiköpfige Beuger geht zum *Wadenbeinköpfchen*.

Die Anzieher: Zu dieser Gruppe gehören die *Kamm-Muskeln*, der *lange* und *kurze*, der *große* und *kleine Anzieher* und der schlanke Muskel. Sie entspringen sämtlich vom *Schoßbein* resp. *Sitzbein* und gehen hin an die innere Seite des Oberschenkelknochens. Nur der schlanke Muskel geht zum inneren *Schienbeinknorren*. Sie haben die Aufgabe, die Beine einander zu nähern.

Die Unterschenkelmuskeln. Sie zerfallen in *Strecker* an der Vorderseite, *Beuger* an der Rückseite, *Wadenbeinmuskeln* an der Außenseite.

Die Strecker. Zu denselben gehören 1. der *vordere Schienbeinmuskel*, 2. der *lange Strecker der großen Zehe*, 3. der *lange Strecker der übrigen Zehen*.

Der *vordere Schienbeinmuskel* kommt vom Schienbein und zieht zum inneren Fußrand, den er beim Zusammenziehen *hebt*.

Der *lange Strecker der großen Zehe* entspringt von dem zwischen Schienbein und Wadenbein gelegenen *Band*. Ansatz und Wirkung ergeben sich aus seinem Namen.

Der lange Strecker der übrigen Zehen kommt vom *Wadenbein* und geht zu den beiden letzten Gliedern der zweiten bis fünften Zehe. Auch hier besagt der Name die Wirkung.

Die Beuger. Wir unterscheiden den *dreiköpfigen Wadenmuskel*, den *hinteren Schienbeinmuskel*, den *langen Beuger der großen Zehe* und den *langen Beuger der übrigen Zehen*.

Die *drei Köpfe des Wadenmuskels* entspringen von den äußeren und inneren *Oberschenkelknorren*, sowie von dem oberen Ende des *Schienbeines* und *Wadenbeines*. Nach unten vereinigen sich die drei mächtigen Muskelbäuche, welche zusammen die Wade bilden, zu einer Endsehne, der Achillessehne. Diese setzt sich hinten an dem *Fersenbein* fest; zieht der Muskel sich zusammen, so hebt er die Ferse und senkt die Fußspitze. Er besorgt also das Abwickeln des Fußes vom Boden beim Gehen, Laufen und Springen.

Der *hintere Schienbeinmuskel* kommt von dem *Bande zwischen* Schienbein und Wadenbein, seine Sehne läuft hinter dem inneren Knöchel an den *inneren Fußrand*. Er vermag die Fußspitze nach *einwärts* zu führen.

Der *lange Beuger der großen Zehe* kommt vom *Wadenbein*, der *lange Beuger der übrigen Zehen* vom *Schienbein*; sie setzen sich fest an den *Nagelgliedern* der Zehen.

Die Wadenbeinmuskeln. Der *kurze Wadenbeinmuskel* nimmt seinen Ursprung von dem *unteren* Teil des Wadenbeines und geht zu der Basis des *fünften Mittelfußknochens*, er hebt den äußeren Fußrand.

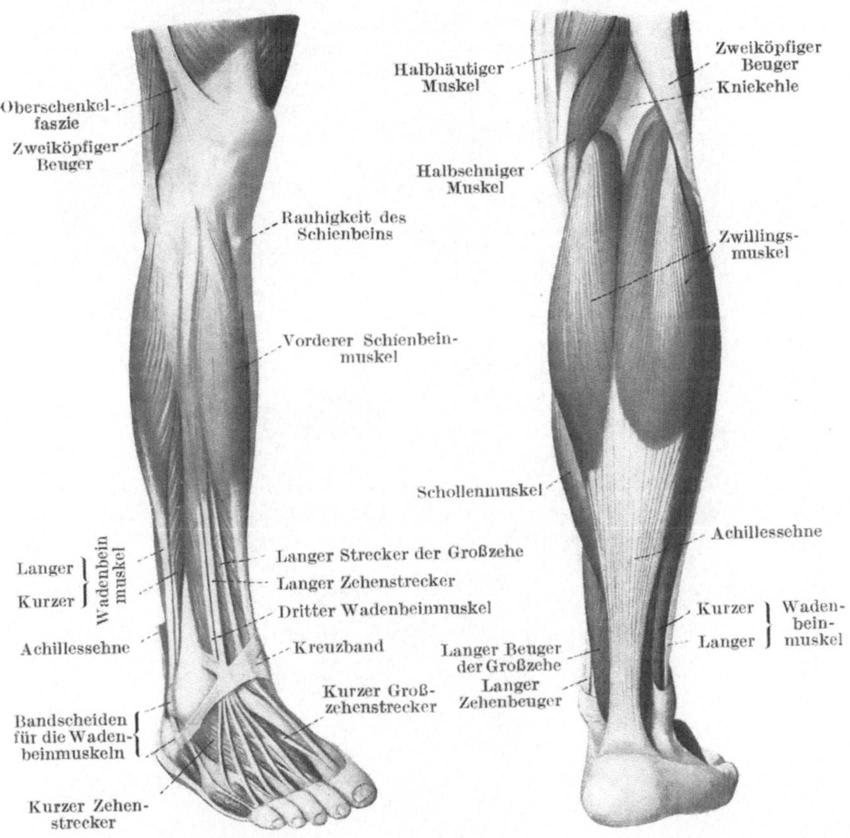

Abb. 29. Unterschenkelmuskeln von vorn. (Nach TANDLER.) Abb. 30. Oberflächliche Wadenmuskeln. (Nach TANDLER.)

Der *lange Wadenbeinmuskel* kommt von der oberen Hälfte des Wadenbeines, geht unter der Fußsohle durch und setzt sich fest an der Basis des *ersten Mittelfußknochens*. Er vermag den *äußeren* Fußrand zu heben und den *inneren* zu senken.

Die Fußmuskeln. Auf dem Fußrücken liegen der *kurze Strecker der großen Zehe* und der *kurze Strecker der vier übrigen Zehen*. An der Fußsohle unterscheiden wir die Muskeln des *Großzehenballens*, welche die Bewegung der großen Zehe mit besorgen, die Muskeln des *Kleinzehen-*

ballens, welche nur sehr schwach entwickelt sind und den *kurzen Zehenbeuger*. Auch am Fuß verlaufen die Sehnen der Sehnenbeuger und Strecker in Sehnenscheiden.

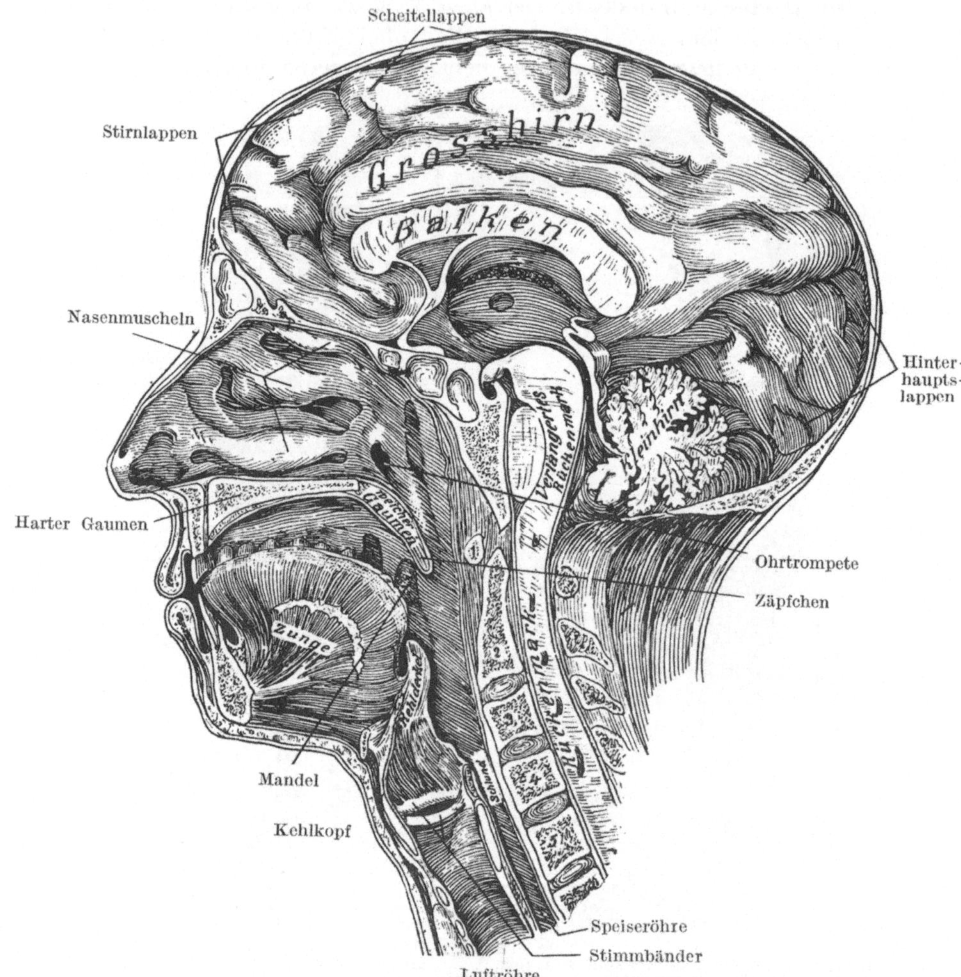

Abb. 31. Schnitt durch Kopf und Hals.

5. Atmungsorgane.   (Abb. 31, 32, 33, 34, 35.)

Durch die Nase und den Mund findet die Luft ihren Eingang in den Körper, gelangt durch den Schlund und Rachen in die Luftröhre und von da in die Lunge. Gesundheitsmäßig ist allein das Atmen durch die Nase. Denn durch die in das Innere der Nase hineinragenden, mit sehr blutreicher Schleimhaut und Flimmerepithel bekleideten *Nasen-*

muscheln wird die Nasenhöhle in mehrere enge Abteilungen geteilt, so daß die äußere Luft, welche diese *Spalträume* passieren muß, gut vorgewärmt und von Staub gereinigt wird. Man versteht unter Flimmerepithel eine Zellschicht, in welcher jede kleine Zelle allerfeinste Fortsätze hat, die sich bewegen, und zwar hier nach dem Nasenausgange zu.

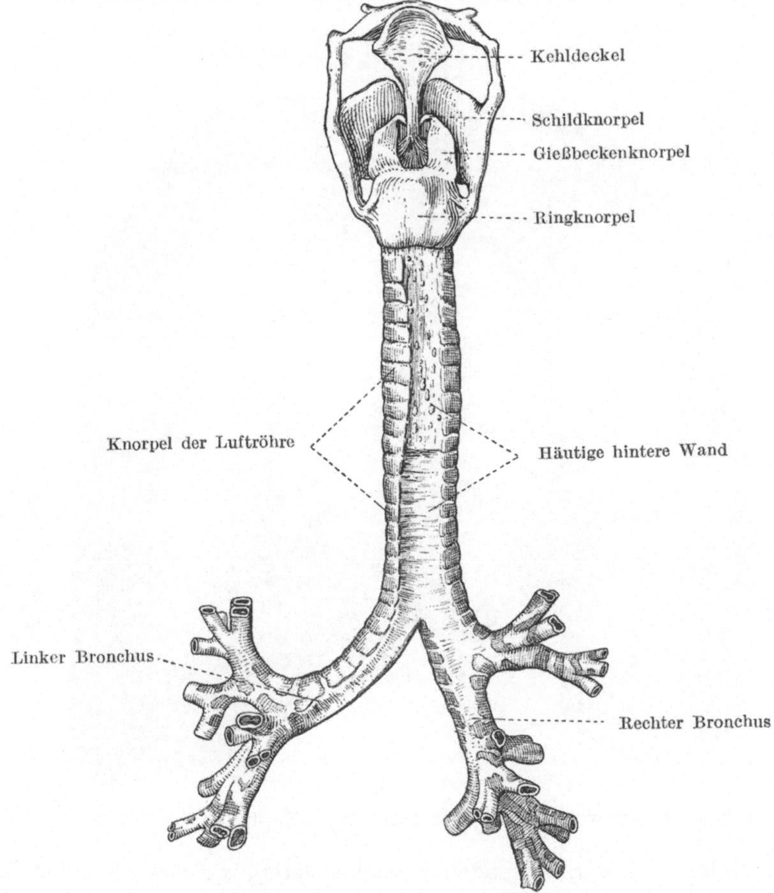

Abb. 32. Die Luftröhre von hinten. (Nach RAUBER-KOPSCH.)

Den oberen Teil der Luftröhre bildet der *Kehlkopf*; er besteht aus mehreren, durch Muskel und Bänder zusammengefügten Knorpeln, zwischen denen im Innern die Stimmbänder ausgespannt sind. Durch Veränderung der Stellung dieser Knorpel zueinander mittels Muskelzuges werden die Stimmbänder in die verschiedensten Spannungen versetzt und beginnen zu schwingen, sobald Luft aus der Lunge ausgepreßt wird. Auf diese Weise entsteht der Klang unserer Sprache.

Die *Luftröhre* selbst erhält ihre Form durch eingelagerte hufeisenförmige Knorpelspangen, deren freie Enden durch Bindegewebe miteinander verbunden sind. Auf der Höhe des 4. Brustwirbels teilt sich die Luftröhre in zwei Äste — Bronchien —. Der linke Ast teilt sich wieder in zwei, der rechte in drei Zweige, entsprechend den drei rechten und zwei linken Lungenlappen. Diese Lungenlappen bestehen aus den

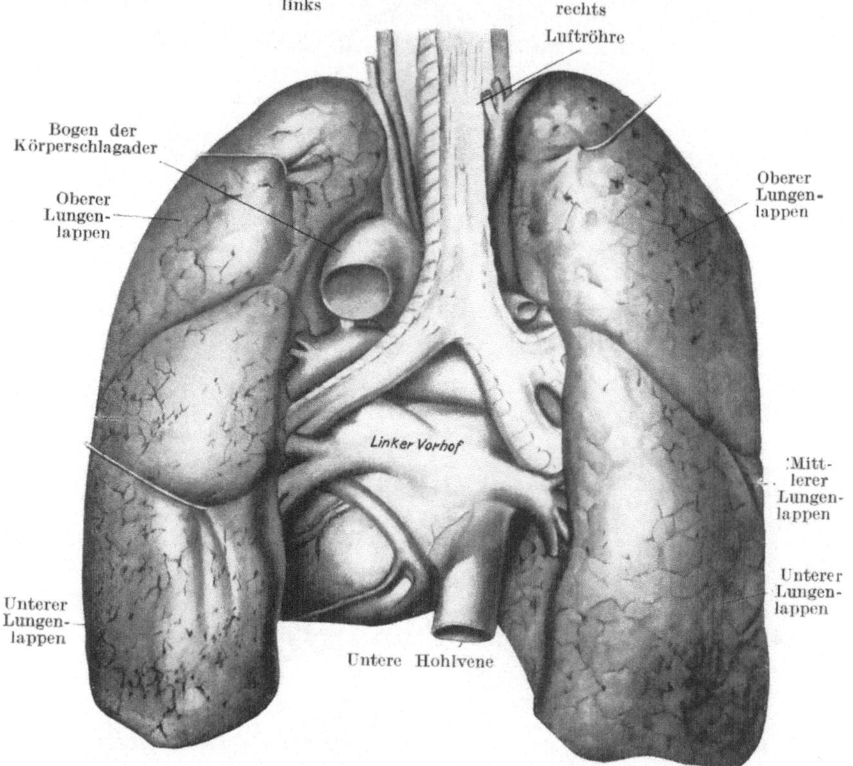

Abb. 33. Lungenwurzel von hinten freigelegt.   (Nach RAUBER-KOPSCH.)

immer weiter sich verzweigenden Bronchienästen, welche schließlich in kleine Bläschen von etwa Stecknadelkopfgröße enden, aus Blutgefäßen, welche den lufthaltigen Wegen dicht angelagert sind und aus elastischem Bindegewebe, um Bronchien und Gefäße miteinander zu verbinden.

Umkleidet ist die Lunge von dem Brustfell, welches aus zwei Blättern besteht. Das innere Blatt ist verwachsen mit der Lunge, das äußere mit der Innenfläche des Brustkorbes.

Die Atmung kommt nun so zustande, daß bei der Einatmung durch Abwärtsbewegen des Zwerchfells und Heben der Rippen der Brustraum erweitert und die in der Lunge noch vorhandene Luft verdünnt wird

Es strömt dann von außen Luft in die Lunge hinein, bis innen und außen gleiche Luftdichtigkeit vorhanden ist. Bei der Ausatmung steigt das

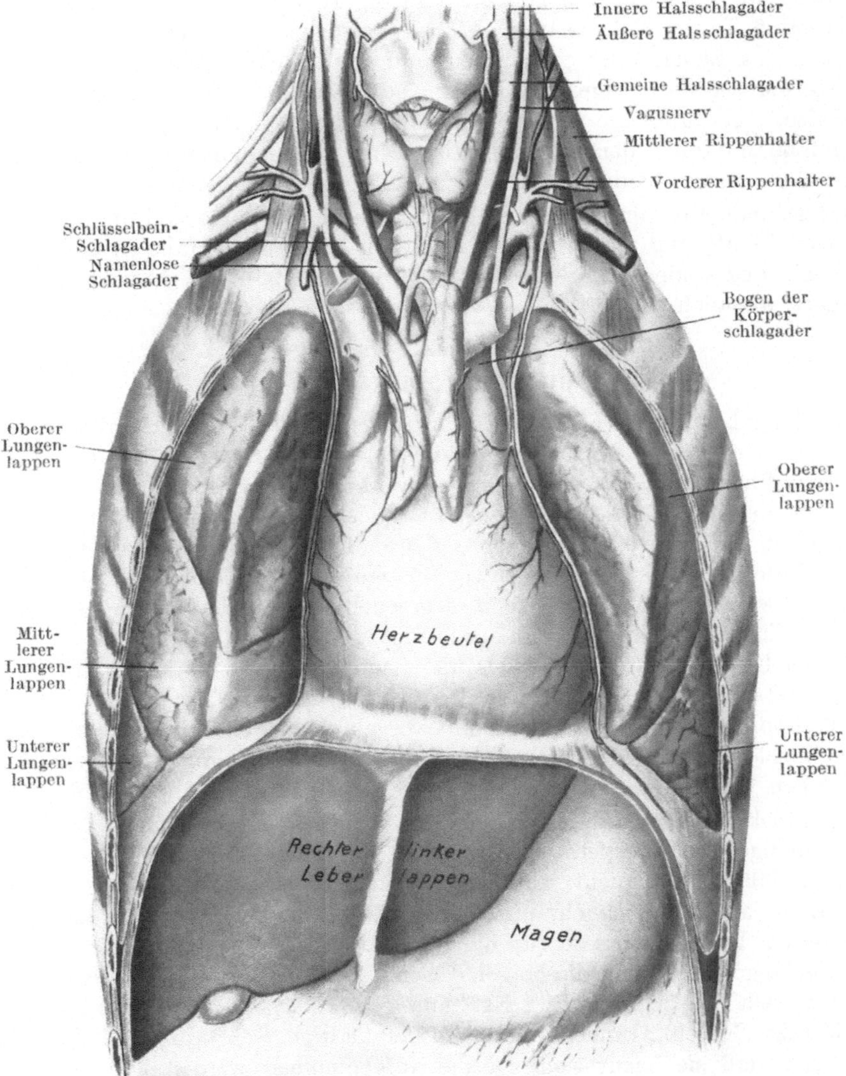

Abb. 34. Brusteingeweide nach Entfernung der vorderen Brustwand.
(Nach Rauber-Kopsch.)

Zwerchfell in die Höhe, die gehobenen Rippen senken sich wieder herab; dadurch wird der Brustraum verkleinert, die Luft verdichtet und aus der Lunge herausgepreßt. Dieser Vorgang läßt sich am besten vergleichen mit dem Ein- und Ausströmen des Wassers bei der Ballonspritze.

Die äußere Luft enthält auf 100 Teile 78 Teile Stickstoff, ungefähr 22 Teile Sauerstoff und ganz geringe Mengen Kohlensäure. Die ausgeatmete Luft besteht aus 78 Teilen Stickstoff, 16 Teilen Sauerstoff und annähernd 6 Teilen Kohlensäure. Es wird also der Luft ein gewisser Bruchteil des Sauerstoffes genommen und dafür wieder Kohlensäure vom Körper an sie abgegeben. Dieser Gasaustausch vollzieht sich in der Weise, daß durch die feinen Wandungen der Lungenbläschen und Haargefäße hindurch der Sauerstoff ins Blut aufgenommen resp. die Kohlensäure ausgeschieden wird.

Der gesunde Mensch hat in der Minute 12—14 Atemzüge und nimmt mit jeder Einatmung annähernd $^1/_2$ l Luft in sich auf. Durch Arbeit, Krankheit und andere Einflüsse wird sowohl die Zahl der Atemzüge gesteigert, als auch die Luftmenge vergrößert oder verkleinert.

6. Verdauungsorgane (Abb. 35).

Die Aufgabe unserer Verdauungswerkzeuge ist, die Nahrungsmittel in für unseren Darm gut aufnehmbare Lösungen zu verwandeln. Durch den *Mund* finden die Speisen ihren Eingang in den Körper. Hier werden sie mittels der Zähne zerkleinert und mit Speichel durchtränkt, welcher von Drüsen, die in den Wandungen der Mundhöhle liegen, abgesondert wird und die Fähigkeit hat, die schwer flüssige Stärke in leicht löslichen Zucker zu verwandeln. Nachdem dies geschehen, wird der Bissen mit Hilfe der Zunge geformt, gelangt durch den *Schlund* in die *Speiseröhre*, welche nach hinten an die Wirbelsäule, nach vorne an die Luftröhre grenzt, und von da in den Magen. Der *Magen* hat eine birnenförmige Gestalt, ist innen mit einer Schleimhaut ausgekleidet, welche die Magendrüsen enthält, darauf folgt eine Muskelschicht, deren Fasern nach allen Richtungen verlaufen, und auf diese eine glatte, abschließende Haut.

Die Muskelfasern des Magens und des Darmes unterscheiden sich von denjenigen der Körpermuskeln sowohl durch ihren Bau als auch dadurch, daß wir sie nicht willkürlich zum Zusammenziehen bringen können. Sie arbeiten vielmehr unter dem Einfluß von Nervenreizen, die mit unserem Willen nichts zu tun haben. Sobald Nahrungsstoffe in den Magen gelangen, beginnen die Magendrüsen den Magensaft abzusondern. Derselbe stellt eine pepsinhaltige Salzsäurelösung dar, welche die Fähigkeit besitzt, Eiweiß, Bindegewebe und leimhaltige Substanzen so zu verändern, daß sie leicht vom Darme aufgenommen werden können. Sobald der Magensaft hinreichend eingewirkt hat, zieht sich die Magenmuskulatur vom Magenmunde aus zusammen und preßt den Mageninhalt nach dem Magenausgange zu in den Darm.

Der Darm zerfällt in zwei Abschnitte, den *Dünndarm* und den *Dickdarm*. Das an den Magen angrenzende Dünndarmstück nennen wir den Zwölffingerdarm. In diesen münden die Ausführungsgänge der Bauchspeicheldrüse und der Leber.

Die *Bauchspeicheldrüse* liegt hinter dem Magen vor der Wirbelsäule. Sie sondert einen Saft ab, welcher stärkemehlhaltige Substanzen in Zucker und Eiweiß in leichtflüssiges Pepton zu verwandeln sowie die Fette fein zu verteilen oder zu verseifen und so aufnahmefähig zu machen vermag.

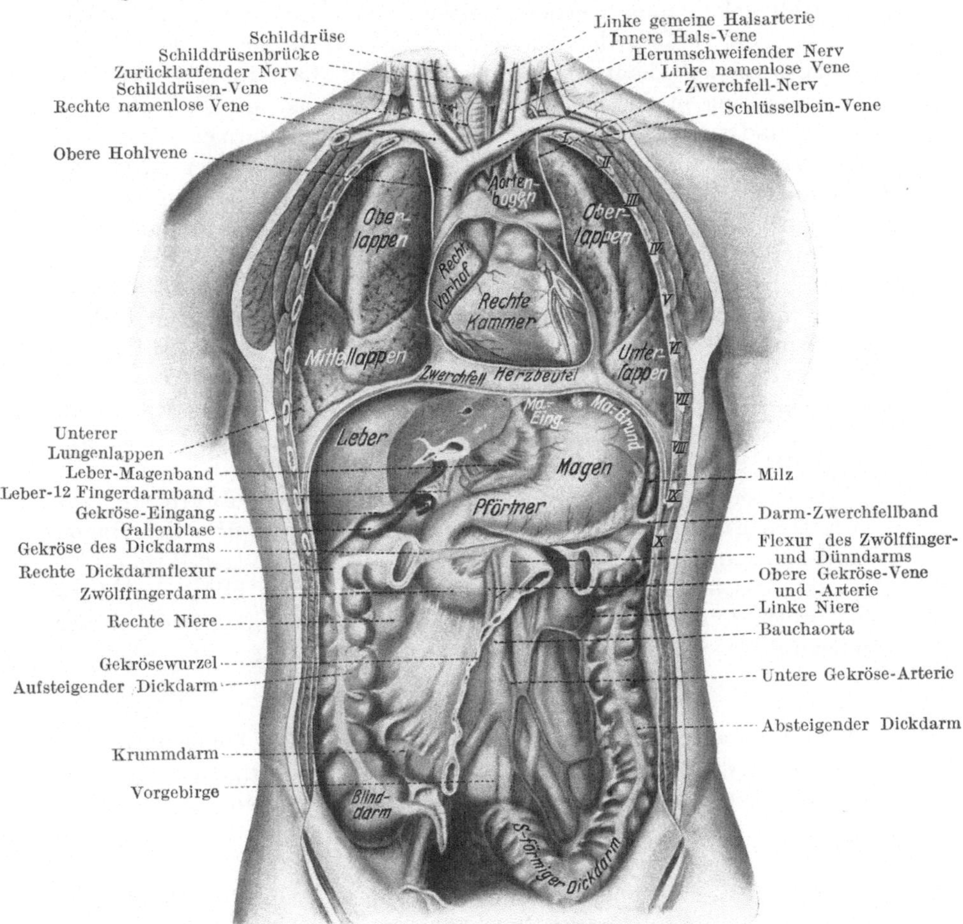

Abb. 35. Lage der Brust- und Bauch-Eingeweide. (Nach RAUBER-KOBSCH.)

Die *Leber* liegt in der rechten oberen Bauchgegend. Sie ist bei weitem das massigste Organ unseres Körpers. Ihre obere Fläche ist abgerundet und paßt genau in die Zwerchfellkuppe hinein. Die untere Fläche ist leicht ausgehöhlt. In ihrer Lage wird die Leber durch Bänder gehalten, welche sich an das Zwerchfell ansetzen.

Die Leber (Abb. 34 u. 35) besteht in der Hauptsache aus Zellen und einem sehr feinmaschigen Netze von Blutgefäßen und Gallengängen.

Durch ein großes Blutgefäß, die Pfortader, wird vom Darme aus der Leber ein mit Nährstoffen reich beladenes Blut zugeführt und vermittels des Gefäßnetzes zu den Leberzellen gebracht. Diese wandeln die Nährstoffe teils in Substanzen um, die unseren eigenen Körperbestandteilen ähnlicher sind, teils bereiten sie daraus die Galle. Diese wird zunächst in der Gallenblase aufgespeichert, welche sich an der unteren Leberwand befindet. Sobald aber der Speisebrei aus dem Magen in den Zwölffingerdarm gelangt, fließt auch die Galle aus der Blase durch den Gallenausführungsgang in denselben ab. Ihre Aufgabe ist, die Fette fein zu verteilen und zu verseifen, sowie die Tätigkeit des Darmes anzuregen.

Der übrige Teil des Dünndarmes dient im wesentlichen der Aufnahme der durch die Verdauung veränderten Nahrungsmittel in den Körper. Durch ein breites, hautartiges Band, das Gekröse, ist der Dünndarm an der hinteren Bauchwand befestigt.

Den Übergang vom Dünndarm zum Dickdarm bildet der *Blinddarm*. Er liegt in der rechten Darmbeingrube und hat seinen Namen daher, daß sein nach abwärts gerichtetes Ende, an welchem der Wurmfortsatz sitzt, blind endet. Im Blinddarm befindet sich eine aus zwei Hautfalten bestehende Klappe, welche derartig beweglich ist, daß sie wohl dem Speisebrei vom Dünndarm aus den Eintritt, aber nicht vom Dickdarm aus den Rücktritt in den Dünndarm gestattet.

Der *Dickdarm* steigt in der rechten Bauchseite aufwärts bis zur Leber, verläuft in wagerechter Richtung von dort quer über den Bauch nach der linken Bauchseite und macht hier einen S-förmigen Bogen nach abwärts. Das untere Ende dieses absteigenden Teiles bildet der Mastdarm, welcher zum *After* führt. Der Dickdarm dient hauptsächlich der Eindickung des Darminhaltes durch Wasserentziehung.

7. Die Harnorgane.

Der *Harn* wird aus dem Blut in den Nieren, zwei bohnenförmigen, zu beiden Seiten der Lendenwirbelsäule gelegenen Organen, bereitet. Durch die *Harnleiter* fließt derselbe zur *Harnblase* und von da zur *Harnröhre*.

8. Die Milz.

Die Milz ist ein lappiges, blaurotes Organ ungefähr von Handgröße, welches in der linken, oberen Bauchhöhle zwischen Magen und Zwerchfell liegt. Sie dient zur Blutbereitung.

Alle Organe der Bauchhöhle sind ganz oder teilweise von dem Bauchfell überzogen.

9. Die Sinnesorgane.

Zu den Sinnesorganen gehören: 1. das Seh-, 2. das Gehör-, 3. das Geruchs-, 4. das Geschmacks- und 5. das Tastorgan.

Da eine Massage dieser Organe nur für die betreffenden Spezialärzte in Betracht kommt, so braucht der Bau derselben hier keine nähere Besprechung zu finden.

10. Das Gefäßsystem.

Das Zentrum des Gefäßsystems bildet das *Herz* (Abb. 36, 37). Dasselbe liegt mitten in der Brust, die Basis etwas nach hinten rechts von der Mitte, die Spitze nach links vorne, unten ruht es auf dem Zwerchfell, hinten seitlich und zum Teil auch vorn wird es umschlossen von der Lunge. Das Herz wird durch eine Längswand in zwei Hälften geteilt; jede Hälfte zerfällt in *Kammer* und *Vorhof*. Erstere besitzt starke

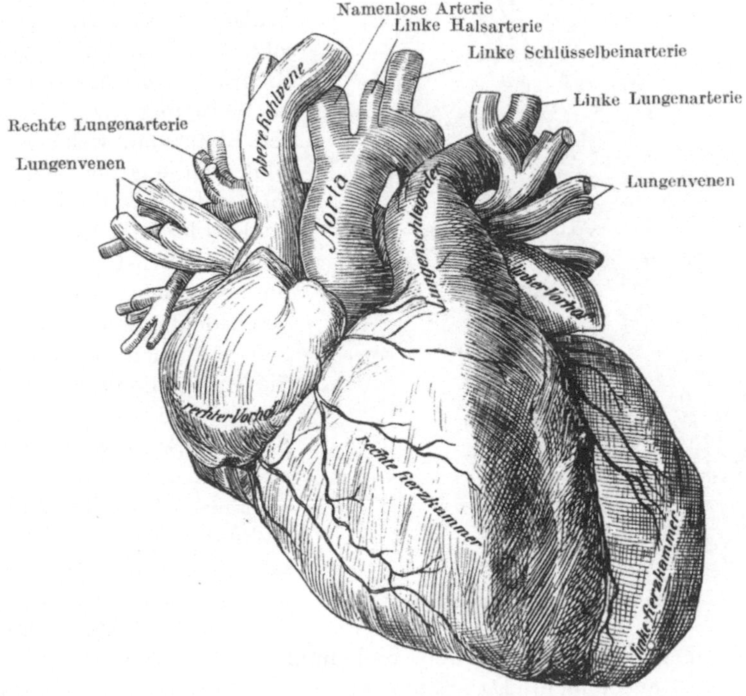

Abb. 36. Herz von vorn gesehen.

Muskelwände, letzterer nur eine häutige Umkleidung, in welche einzelne Muskelfasern eingebettet sind. Vorhof und Kammer sind durch eine *segelartige Klappe* verbunden, die links zwei, rechts drei Zipfel hat, von deren Rande aus elastische Bändchen nach dem Grunde der Kammer gehen. Eine andere Art Klappen von *taschenartiger Form* findet sich an den Austrittsstellen der großen Schlagadern aus den Kammern. Aus der linken Kammer entspringt die Körperschlagader (Aorta); aus der rechten die Lungenschlagader. In den rechten Vorhof münden die obere und untere Hohlvene, in den linken die Lungenvenen.

Der *Blutkreislauf* (Abb. 38) entwickelt sich nun folgendermaßen. Durch das Zusammenziehen der linken Kammer wird das Blut in die *Körperschlagader* (Aorta) gepreßt. Denn nach dem Vorhof zu entweichen kann es nicht, weil durch den von dem Innern der Kammer aus erfolgenden Druck die Zipfel der zwischen Vorhof und Kammer liegenden Klappe wie Segel sich blähen und den Vorhof gegen die Kammer abschließen. Ist das Blut in der Aorta, so kann es nicht zurück in die Kammer, weil die taschenförmigen Aortenklappen bei rückwärtigem Druck sich ebenfalls schließen. Jedes Zusammenziehen der Kammer, welches in der Minute ungefähr 60mal erfolgt, wirft also eine gewisse Blutmenge in die große Schlagader. Auf diese Weise setzt sich das Blut in der Richtung vom Herzen fort in Bewegung; so entsteht der Blutstrom, welcher das Blut in die große Körperschlagader, von dieser in die Schlagadern des Kopfes, der Arme, der Brust, des Bauches und der Beine treibt. An den bedeutenden, oberflächlich gelegenen Arterien ist die Größe dieser Herztätigkeit durch Auflegen des Fingers erkennbar. Wir bezeichnen diese Erscheinung als Puls. Derselbe kommt dadurch zustande, daß jede neue Blutmenge, welche in die Aorta geworfen wird, auf die vorherige trifft; sie findet

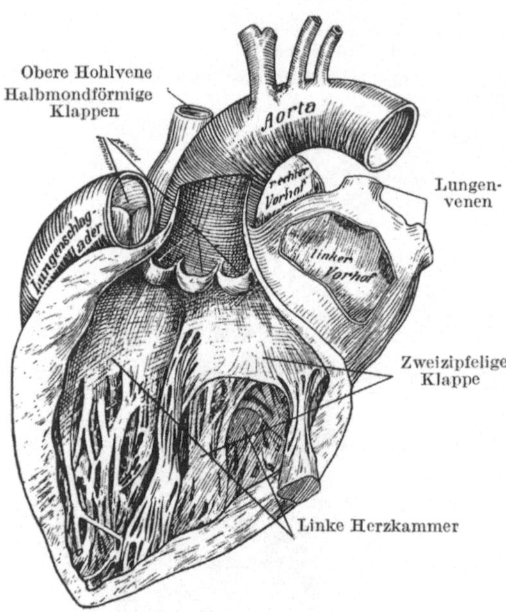

Abb. 37. Linke Herz- und Vorkammer eröffnet.

also einen gewissen Widerstand und muß, um Platz zu finden, die Aortenwand ausdehnen. Da letztere aber, wie überhaupt alle Arterienwände, glatte Muskelfasern besitzt, so vermag sie sich nach jedem Pulsschlag wieder zusammenzuziehen und damit den Blutstrom wesentlich zu fördern. Der Druck pflanzt sich dadurch auf die benachbarte Wand fort, bringt diese zur Ausdehnung und so fort. Die Adern verzweigen sich in immer kleinere Äste bis zu den allerfeinsten Röhrchen, die wir *Haargefäße* nennen. Allmählich sammeln sich diese wieder zu größeren, die wir als *Venen* bezeichnen. In ihnen fließt das Blut zum rechten Vorhof zurück. Vom rechten Vorhof gelangt es durch die dreizipflige Klappe in die rechte Kammer; durch ein Zusammenziehen dieser, welches stets gemeinsam erfolgt mit dem Zusammenziehen der linken Kammer, wird es in die Lungenschlagader getrieben; ein Zurückströmen in den Vorhof verhindert die *dreizipflige Klappe*. Aus der Lungenschlagader aber gibt es auch kein Zurück, weil die an der Wurzel der Lungenschlagader liegenden taschenförmigen Klappen dies verhindern; es gibt nur ein Vorwärts in der Richtung vom Herzen weg, da auch hier jede neue Blutmenge die vorhergehende weiter treibt zur Lunge. In der Lunge zerteilt sich die Schlagader, ebenso wie das im Körper der Fall war, in immer kleiner werdende Ästchen, welche, wie bereits erwähnt, den lufthaltigen Lungenbläschen und Bronchien überall dicht anliegen. Allmählich sammeln sich auch hier wieder diese kleinsten Gefäße zu größeren Stämmen, die wir *Lungenvenen* heißen, und führen das Blut aus der Lunge zum linken Vorhof zurück. Von hier schließlich gelangt es durch die zweizipflige Klappe in die linke Kammer, um von dort aus seinen Kreislauf von neuem zu beginnen.

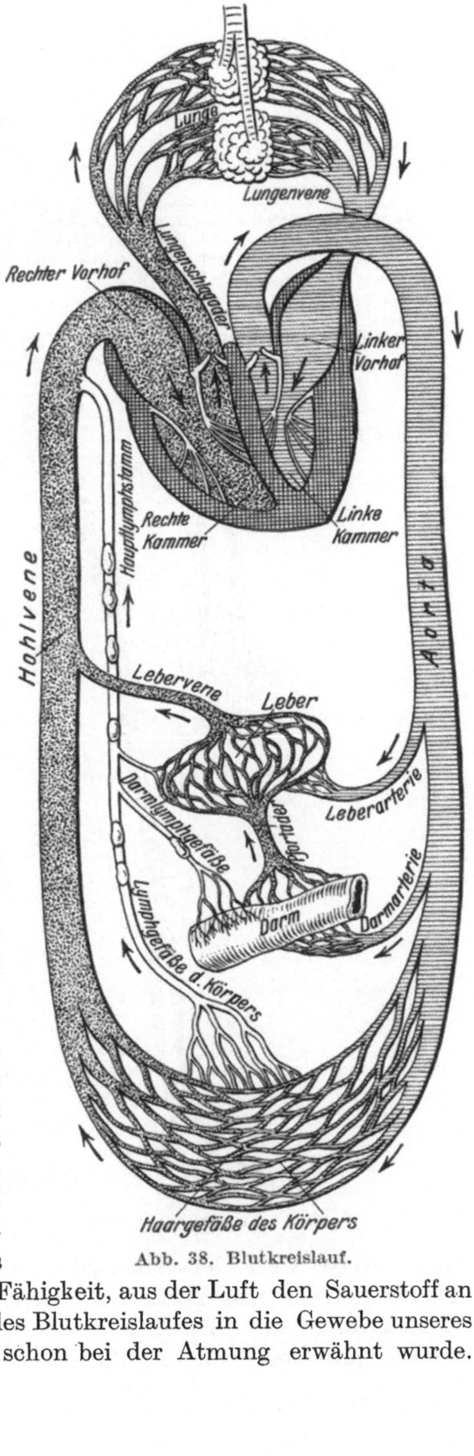

Das *Blut* ist die Nährflüssigkeit unseres Körpers. Der erwachsene Mensch hat eine durchschnittliche Blutmenge von 5 bis 6 Litern. Es besteht aus dem Blutwasser, den roten und weißen Blutkörperchen und dem Fibrin.

Das *Blutwasser* ist eine klare, eiweißhaltige Flüssigkeit. Seine rote Farbe erhält es erst durch die *roten Blutkörperchen*. Diese sind äußerst winzige nur durch das Mikroskop erkennbare Scheibchen, deren flache Seiten dellenförmig eingedrückt sind. Sie enthalten einen roten Farbstoff, das

Abb. 38. Blutkreislauf.

Hämoglobin. Dieses besitzt die Fähigkeit, aus der Luft den Sauerstoff an sich zu ziehen und ihn mittels des Blutkreislaufes in die Gewebe unseres Körpers zu bringen, wie das schon bei der Atmung erwähnt wurde.

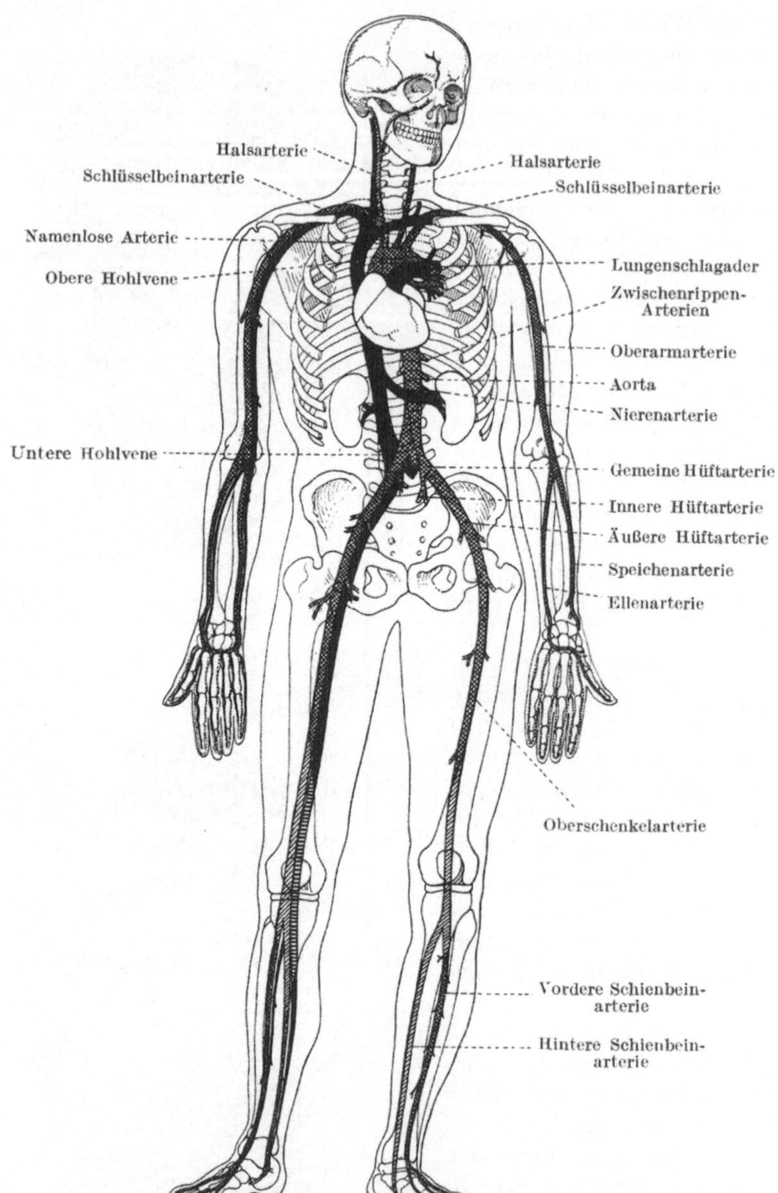

Abb. 39. Die großen Arterien und Venen.

Im Gewebe wird der Sauerstoff zur Verbrennung der hier durch
den Blutstrom transportierten Nährstoffe verwandt, dabei werden
Kohlensäure, sowie Harn und andere Stoffe frei. Die Kohlensäure
gelangt mit dem venösen Blutstrome zur Lunge und wird dort bei

der Ausatmung ausgeschieden; der Harnstoff geht weiter zum linken
Herzen in die Aorta, in die Nierenarterien und wird durch die Tätigkeit der Nieren mit dem Harn ausgeschieden.

Die *weißen* Blutkörperchen besitzen die Fähigkeit, ihre Gestalt zu
verändern und durch ausstreckbare Fortsätze sich weiter zu bewegen.
Auf diese Weise vermögen sie selbst die Wandungen der Gefäße zu durch-
dringen und im Gewebe weite Wanderungen zu vollführen. Einen be-
sonderen Reiz üben in dieser Beziehung Entzündungen im Körper aus.
Dieser Reiz kann so groß werden, daß die weißen Blutkörperchen in
Unmassen sich ansammeln. Eine Erscheinung, die wir mit Eiterung
bezeichnen.

Das *Fibrin* ist ein Faserstoff, welcher dem Blut die Fähigkeit ver-
leiht, sobald dasselbe mit der Luft in Berührung kommt, zu gerinnen,
wie sich bei jeder kleinen Wunde beobachten läßt.

Die *Lymphe* ist Blut ohne rote Blutkörperchen. Durch die Wandungen der feinsten Blutgefäße hindurch tritt sie ins Gewebe und führt
demselben die Nährstoffe zu. Zunächst bewegt sie sich in Spalträumen
zwischen den einzelnen Gewebszellen, dann vereinigen sich mehrere
solche, kleine Rinnsale zu einem zartwandigen Gefäß, fließen zusammen
zu größeren und aus diesen entwickelt sich schließlich ein großer Lymph-
stamm, welcher in die Hohlvene mündet und so das Blutwasser, die
Lymphe, in die Blutbahn zurückbringt.

Die Schlagadern oder die Arterien (Abb. 39). Aus der linken Kammer
entspringt die *Körperschlagader* oder *Aorta*. Sie bildet zunächst einen
Bogen, um dann vor der Wirbelsäule bis zum Kreuzbein herabzulaufen.
Aus dem Bogen entspringt von rechts nach links die *namenlose Arterie,*
welche schon nach ganz kurzem Verlauf sich in die *rechte gemeine Halsarterie* und die *rechte Schlüsselbeinarterie* teilt. Dann folgt die linke
gemeine Halsarterie und die *linke Schlüsselbeinarterie.* Aus der abwärts
gerichteten Aorta entspringen die *Zwischenrippenarterien,* entsprechend
den Zwischenrippenräumen, die *Lendenarterien,* welche in den Bauchdecken verlaufen, die *Nierenarterien* und die Schlagadern für *Magen,
Leber, Milz* und *Darm.* Vor dem 4. Lendenwirbel teilt sich die Aorta
in drei Teile. Der mittlere Ast ist nur klein, er bildet die *Kreuzbein-
arterie.* Die beiden anderen Zweige haben eine mächtige Entwicklung
und heißen *gemeine Hüftarterien.* Diese teilen sich im Becken noch-
mals in die *innere und äußere Hüftarterie.*

Für uns haben näheres Interesse nur die großen Gefäße am Kopf
und Hals, an den Armen und Beinen.

Die *gemeine Halsschlagader* verläuft dicht seitlich neben der Luftröhre. In ihrem unteren Teil wird sie von dem Kopfhalter bedeckt.
Auf der Höhe des Kehlkopfes teilt sie sich in die *innere* und *äußere
Halsarterie.* Die innere zieht in der Tiefe des Halses aufwärts zur Basis
des Schädels und versorgt das Gehirn mit Blut.

Die äußere versorgt das Gesicht; ihre beiden Hauptäste sind die äußere *Kieferarterie* und die *Schläfenarterie.*

Die *Schlüsselbeinarterie* zieht in leichtem Bogen zwischen Schlüsselbein und erster Rippe zur Achselhöhle. Auf den Arm gelangt, verläuft sie an der Innenseite des Oberarmknochens in der Rinne zwischen dem dreiköpfigen Strecker und dem zweiköpfigen Beuger. Auf der Höhe des Ellenbogengelenkes teilt sie sich in die *Ellen-* und *Speichenarterie.* In der Hohlhand vereinigen sich diese beiden durch einen tiefen und oberflächlichen Bogen. Eine große Anzahl Äste kleinerer und größerer Art zweigen sich im ganzen Verlaufe für das umgebende Gewebe ab.

Die *äußere Hüftarterie* tritt unter der Mitte des POUPARTschen Bandes hindurch aus dem Becken heraus auf den Oberschenkel, verläuft zunächst an der Innenseite des Oberschenkelknochens zwischen den Anziehern und dem vierköpfigen Strecker. Im unteren Teil des Oberschenkels tritt sie nach hinten in die Kniekehle. Auf der Höhe des Wadenbeinköpfchens teilt sie sich in zwei Äste, die *vordere* und *hintere Schienbeinarterie.* Erstere tritt durch das Zwischenknochenband hindurch auf die vordere Seite des Unterschenkels und geht auf den Fußrücken über, um dort zwischen dem ersten und zweiten Mittelfußknochen hindurch an der Fußsohle eine bogenförmige Verbindung mit der hinteren Schienbeinarterie einzugehen.

Die Venen (Abb. 40—41). Wie schon beim Blutkreislauf erwähnt, nehmen die Venen das Blut aus den Haargefäßen, nachdem es seinen Sauerstoff abgegeben und Kohlensäure aufgenommen hat, wieder auf, um es zum Herzen zurückzuführen.

Das Venenblut hat eine dunkelrote Farbe, das Arterienblut eine hellrote. Die Wandungen der Venen sind bedeutend schwächer als die der Arterien. Im Innern der ersteren befinden sich Klappen, welche sich nur in der Richtung nach dem Herzen zu öffnen. Oft kommt es vor, besonders an den Beinen, daß die Venen sich ausbuchten und einen geschlängelten Verlauf annehmen, wenn durch Abschnürung — Strumpfbänder — oder durch Druck — Geschwülste, Schwangerschaft — dem Blutstrom Hindernisse in den Weg gelegt werden. Wir bezeichnen solche erweiterten Venen als Krampfadern.

Bezüglich des Verlaufes der Venen im Körper lassen sich zwei Arten unterscheiden, die *tiefen* und die *oberflächlichen Venen.* Erstere verlaufen parallel den Arterien, und zwar die kleineren Zweige in doppelter Zahl, die größeren in einfacher. Diesem Verlauf entsprechend führen sie den gleichen Namen wie die Arterien, neben denen sie liegen.

Die *oberflächlichen Venen,* auch *Hautvenen* genannt, liegen direkt unter der Haut, und zwar nicht in Begleitung von Arterien. Wir finden sie überall an der Oberfläche unseres Körpers, ganz besonders kräftig entwickelt aber an Armen, Beinen, Brust und Bauch. Die Kenntnis ihres Verlaufes ist für den Masseur sehr wichtig, weil gerade diese Gefäße den Einwirkungen der Massage am besten zugänglich sind. Durch das Ausstreichen derselben zentralwärts wird das Venenblut nach dem rechten Herzen zu gestrichen und der Blutstrom aus den Haargefäßen

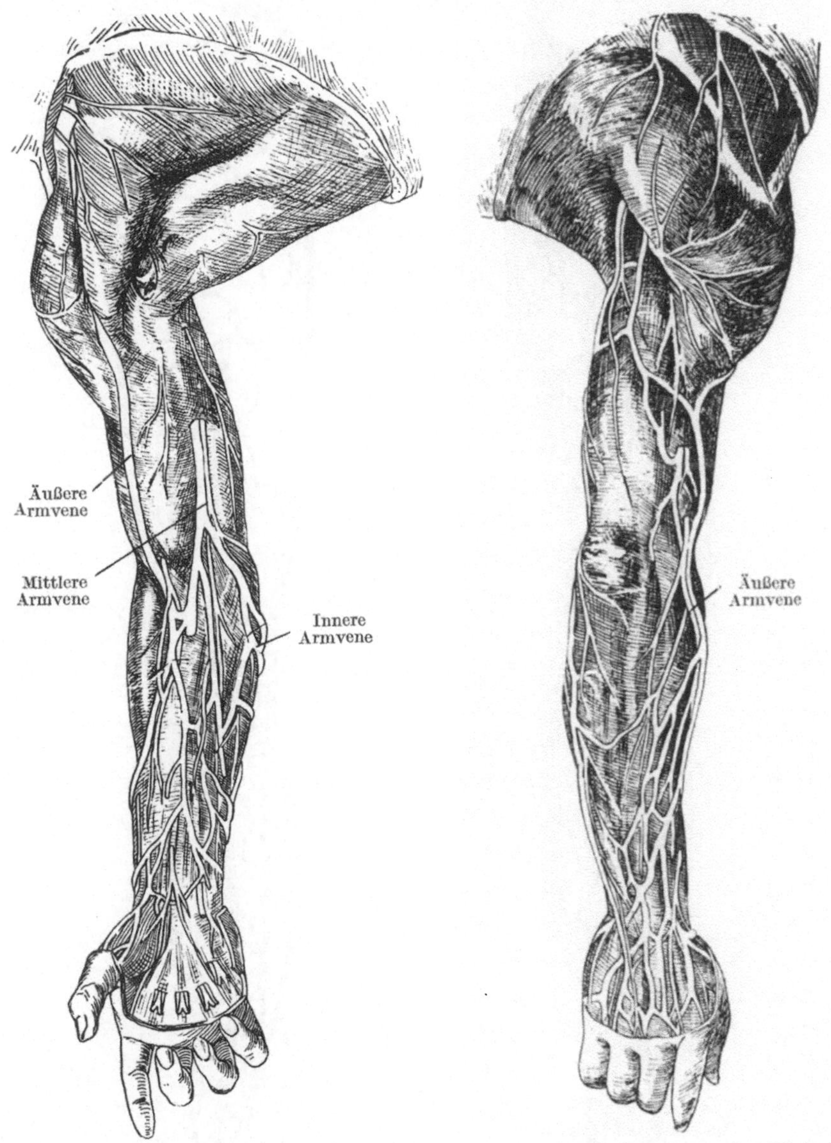

Abb. 40. Hautvenen an der Vorderseite des Armes. (Nach CORNING.)

Abb. 41. Hautvenen an der Rückseite des Armes. (Nach CORNING.)

begünstigt. Hierdurch wird aber wiederum der Blutdruck im ganzen arteriellen Gefäßsystem herabgesetzt und so der linken Herzkammer das Hineintreiben des Blutes in die Aorta erleichtert.

4*

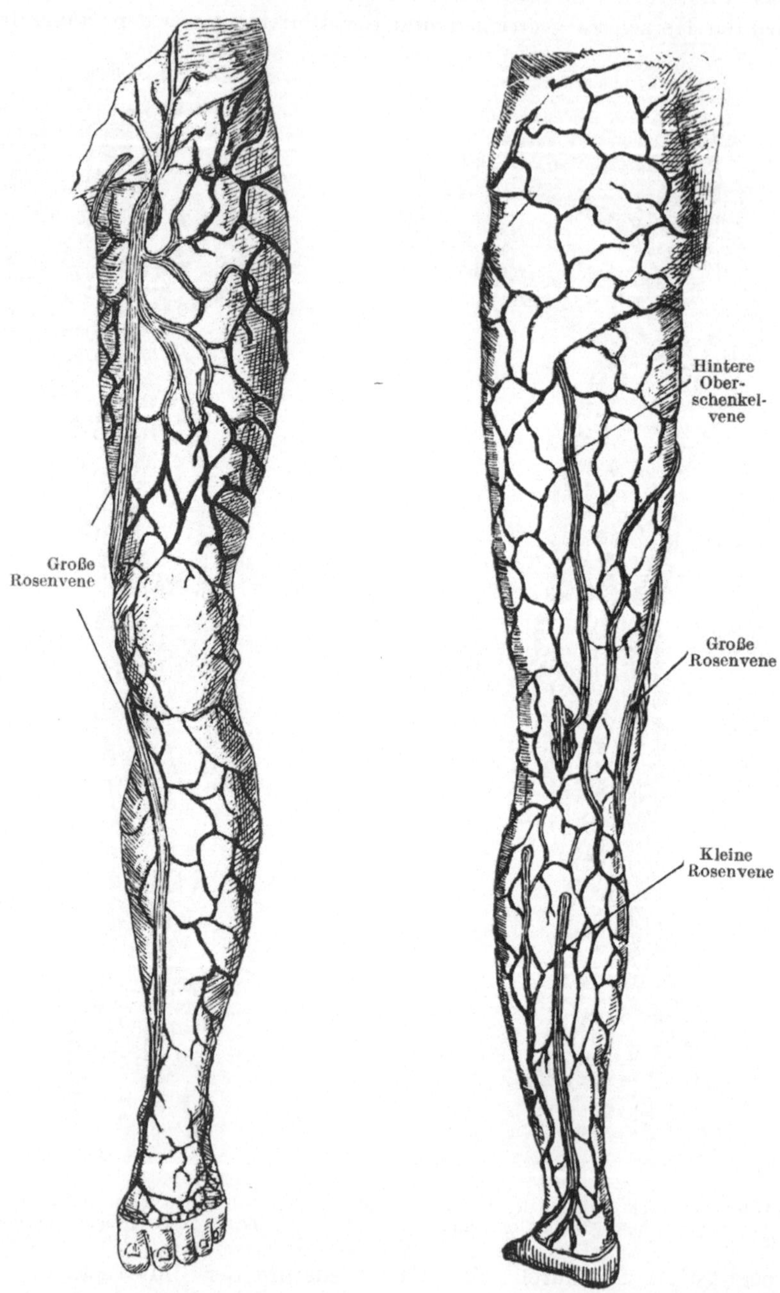

Abb. 42. Hautvenen an der Vorderseite
des Beines. (Nach KOPSCH.)

Abb. 43. Hautvenen an der Rückseite
des Beines. (Nach KOPSCH.)

Die kräftigsten Hautvenen *am Arm* verlaufen auf dem Handrücken und an der Beugeseite des Unter- und Oberarmes. Wir bezeichnen sie als *äußere, mittlere* und *innere Armvenen.*

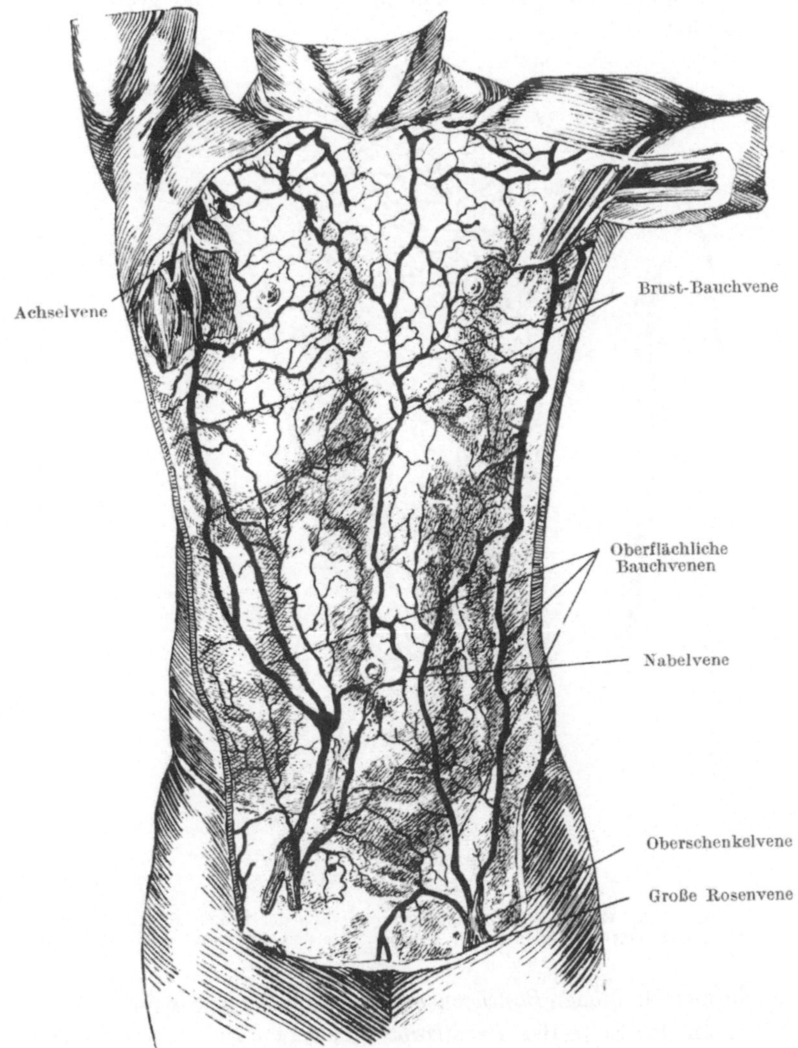

Abb. 44. Die Hautvenen von Brust und Bauch. (Nach W. BRAUNE.)

Die Hautvenen am *Bein* entwickeln sich aus dem am Fußrücken gelegenen Netz.

Die *kleine Rosenader* geht hinter dem äußeren Knöchel herum ungefähr auf der Mitte der Wade entlang zur Kniekehle, um dort in die tiefergelegene Kniekehlenvene zu münden.

Die *große Rosenader* zieht vor dem inneren Knöchel an der Innenseite des Unter- und Oberschenkels hinauf, um dicht unterhalb des POUPART-schen Bandes in die Schenkelvene einzumünden. Ein Netz kleinerer Venen umspinnt das ganze Bein und verbindet die größeren Gefäße miteinander.

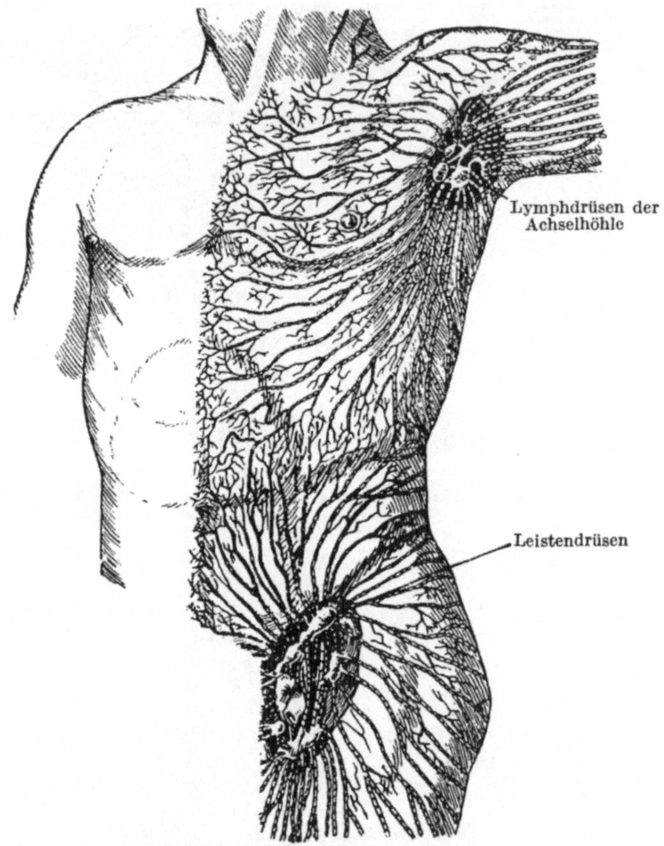

Abb. 45. Die oberflächlichen Lymphgefäße der linken Rumpfhälfte.
(Nach SAPPEY: Description et Iconographie des Vaisseaux Lymphatiques.)

Die oberflächlichen *Bauchvenen* gehen nach abwärts in die Schenkelvene.

Die an der Seite des *Brustkorbes* gelegenen ziehen zur Achsel- resp. zur Schlüsselbeinvene.

Von der oberen Körperhälfte führt die *obere Hohlvene* das venöse Blut zum rechten Vorhof, von der unteren Körperhälfte die *untere Hohlvene*. Vom Darm wird dasselbe mit Nährmaterial reich beladen durch die *Pfortader* zunächst der Leber zugeführt, und erst nachdem diese einen Teil der Nährstoffe in sich aufgenommen hat, fließt es durch die Lebervene in die untere Hohlvene. Erwähnt seien hier noch die

Lungenvenen, die insofern eine Ausnahmestellung einnehmen, als sie von der Lunge zur linken Vorkammer führen und helles, sauerstoffreiches Blut führen.

Die *Lymphgefäße* finden wir ebenfalls sowohl in Begleitung der tiefergelegenen Arterien und Venen, als auch neben den Hautvenen.

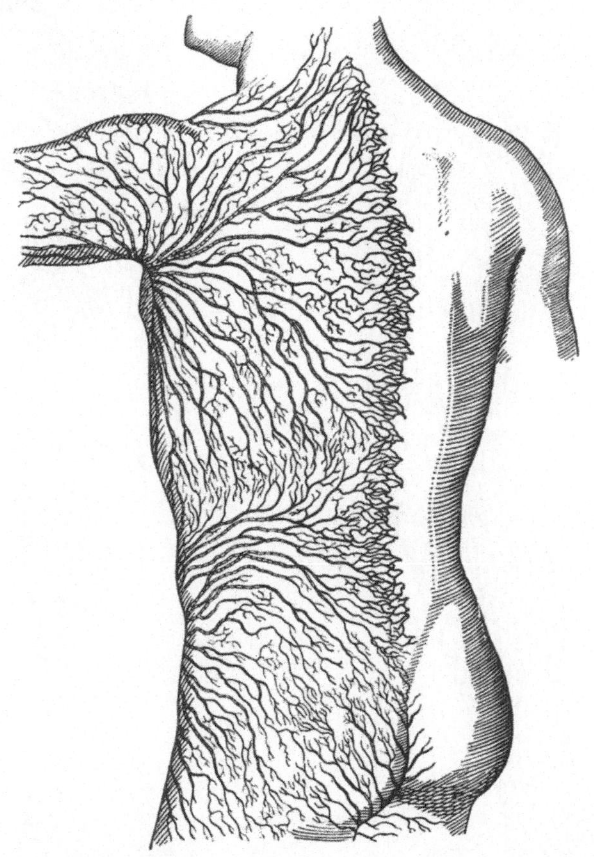

Abb. 46. Die Lymphgefäße des Rückens und Gesäßes. (Nach SAPPEY.)

Diese oberflächlichen Lymphgefäße interessieren uns besonders, weil sie gleich den Hautvenen der massierenden Hand vorzüglich zugänglich sind. Werden sie in gleicher Weise wie diese ausgestrichen, so wird die am Platze vorhandene Lymphe, welche ihr Nährmaterial abgegeben und Verbrennungsprodukte des Stoffwechsels dafür aufgenommen hat, fortgeschafft, und frischer Lymphe der Austritt aus den Haargefäßen erleichtert. Eingeschaltet in das Lymphgefäßsystem finden sich die sog. *Lymphdrüsen.* Es sind das von einer Kapsel umgebene, innen durch zahlreiche Bälkchen in viele Fächer geteilte Gebilde von Erbsen- bis

Mandelgröße, in welchen sich größere Anhäufungen von weißen Blutkörperchen finden.

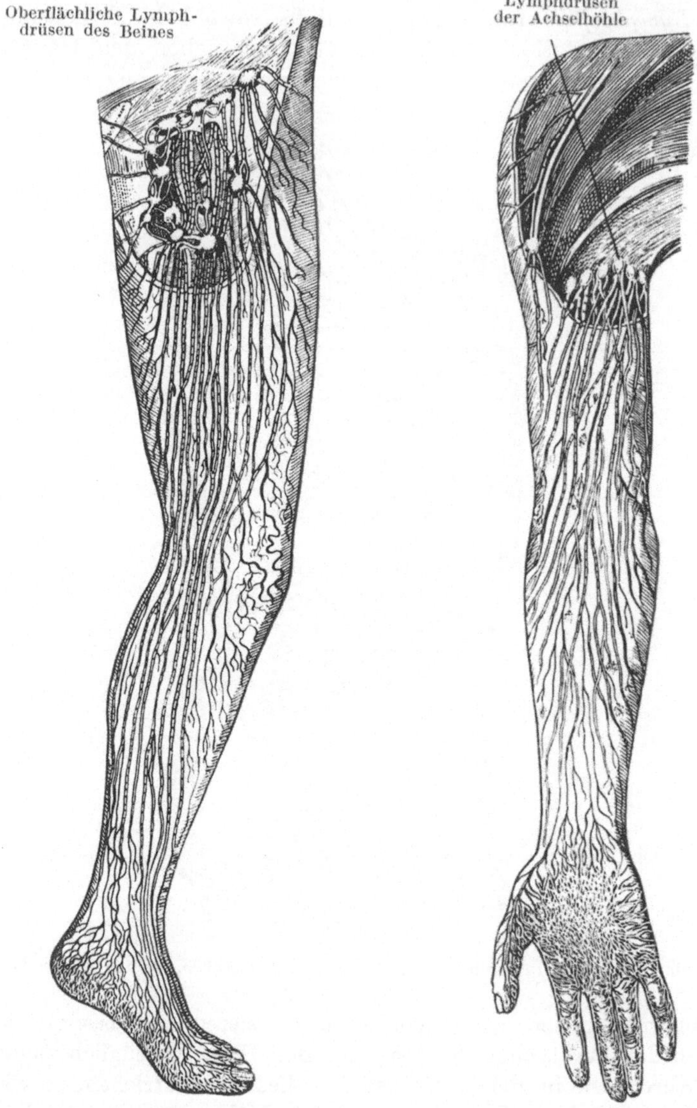

Abb. 47. Die oberflächlichen Lymphgefäße des Beines. Mediale Ansicht. (Nach Sappey.)   Abb. 48. Die oberflächlichen Lymphgefäße des Armes. Vorderfläche. (Nach Sappey.)

Die ganze, aus den oberflächlichen Lymphgefäßen stammende Lymphe muß durch diese Lymphdrüsen hindurch filtrieren. Der Reichtum derselben an weißen Blutkörperchen setzt sie imstande, die Lymphe von Infektionskeimen zu befreien, wenn solche durch Verletzung der äußeren Haut eingedrungen sind.

Die Lymphgefäße des *Beines*, welche besonders ausgiebig an der Innenseite entwickelt sind, ziehen zur Leistengegend, in der sich Anhäufungen von Lymphdrüsen finden (Abb. 47).

Die Lymphgefäße des *Armes* verlaufen hauptsächlich an der Beugeseite und gehen zu den Lymphdrüsen der Achselhöhle (Abb. 48).

Eben dahin wenden sich auch die Lymphbahnen der *Brust,* während diejenigen der *Bauchwand* zu den Leistendrüsen ziehen (Abb. 45).

Am *Rücken* besteht ein doppelter Lymphstrom sowohl von oben nach unten nach der Leistengegend, wie auch umgekehrt nach der Achselhöhle zu (Abb. 46).

11. Das Nervensystem.

Wir unterscheiden *Gehirn, Rückenmark, periphere Nerven* und den *Sympathikus.*

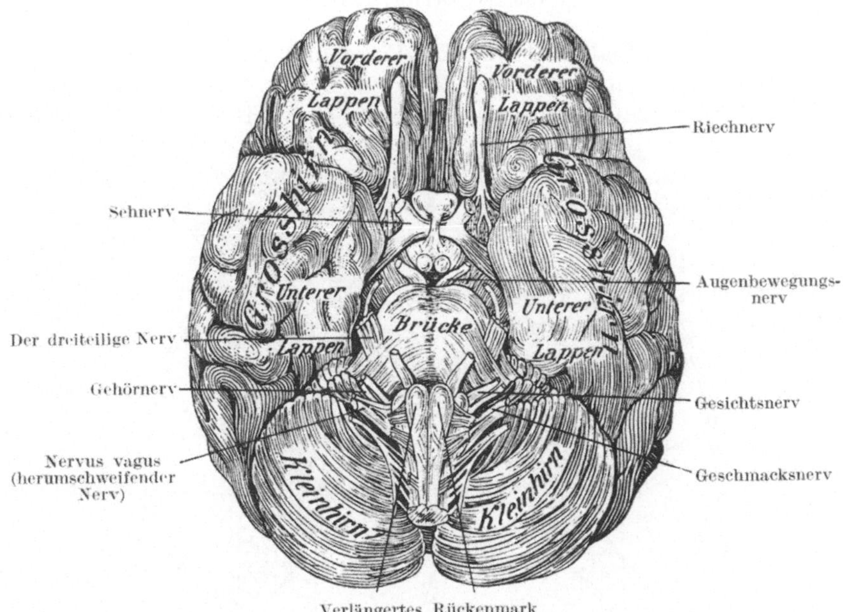

Abb. 49. Gehirn von unten.

Das *Gehirn* (Abb. 31, 49 und 50) liegt in der Schädelhöhle und ist umkleidet von drei Häuten, der harten Hirnhaut, der Spinnwebenhaut und der weichen Hirnhaut. Es zerfällt in *Großhirn* und *Kleinhirn.* Durch einen tiefen Spalt wird das Großhirn in zwei Hälften geteilt, die nur durch eine Brücke, den Gehirnbalken, noch miteinander verbunden sind. Wir unterscheiden eine graue, äußere und eine weiße, innere

Gehirnsubstanz. In der äußeren Schicht liegen zahllose, vielgestaltene *Nerven- oder Ganglienzellen*; diese sind der Sitz für unser Denken,

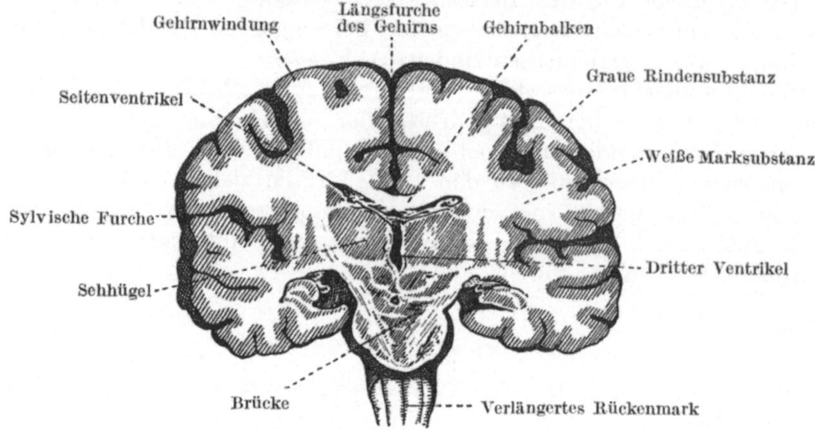

Abb. 50. Gehirnquerschnitt.

Wollen und Empfinden. Es ist der Forschung gelungen, genau festzustellen, wo das Zentrum für die Bewegungen der einzelnen Gliedmaßen, für die Schmerzempfindung, das Denken, Sehen, Hören usw. liegen, und

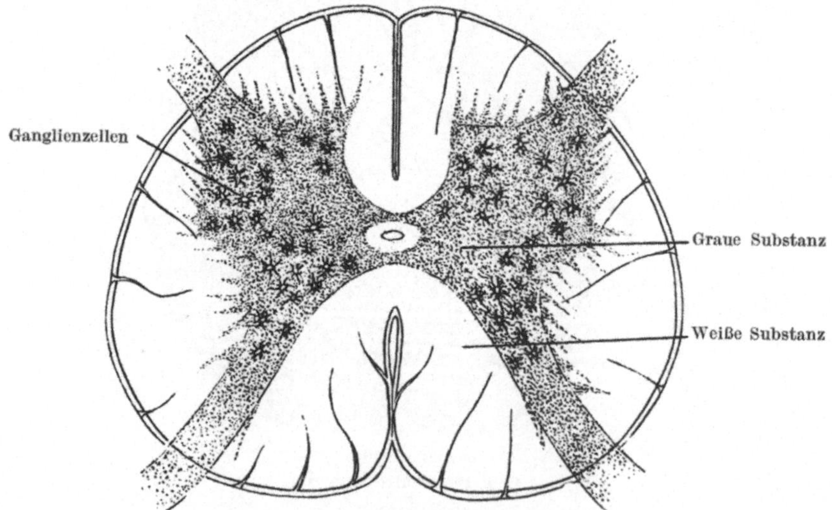

Abb. 51. Querschnitt des Rückenmarks.

zwar hat sich ergeben, daß die Zentren für die Funktion der rechten Körperhälfte in der linken Gehirnhälfte liegen und umgekehrt. Die weiße Schicht besteht in der Hauptsache aus *Nervenfasern*, den Ausläufern der Ganglienzellen.

Hinten unter dem Großhirn liegt das *Kleinhirn*. Seine Aufgabe besteht hauptsächlich darin, darüber zu wachen, daß beim Bewegen mehrerer Muskelgruppen zu einem Zweck die Bewegung eines jeden Muskels richtig abgestuft wird. An den Gehirnbalken setzt sich das *Rückenmark* (Abb. 51 und 52). In diesem liegt die graue Substanz mit den Ganglienzellen in der Mitte, während die weiße Substanz mit den Nervenfasern außen liegt. Von den Ganglienzellen der Hirnrinde gehen Nervenfasern ab nach der Gehirnmitte, kreuzen sich im Balken und treten dann entweder aus den Öffnungen an der Schädelbasis direkt zu den Organen des Kopfes *(Gehirnnerven)*, oder sie verlaufen in der weißen Substanz des Rückenmarkes abwärts, um aus den Zwischenwirbellöchern heraus nach den einzelnen Teilen unseres Körpers zu ziehen — *Rückenmarksnerven* —.

Die peripheren Nerven (Abb. 53, 54 und 55). Die Nerven sind zu vergleichen den Drähten bei der Telegraphie. Wie diese eine Station mit der anderen verbinden, um Botschaften zu vermitteln, so verbinden die Nerven die verschiedenen Organe unseres Körpers mit Gehirn und Rückenmark, um einerseits von den Ganglienzellen Reize an die Muskeln, Drüsen usw. zu senden und andererseits Reize, welche von außen kommen, wie Licht, Schall, Schlag, Wärme, Kälte usw., nachdem sie vom Auge, Ohr, Nase, Haut, Zunge aufgenommen sind, zu den Ganglienzellen zu leiten.

Zu den *Gehirnnerven* gehören: der Riech-, der Seh-, der Gehör- und Geschmacksnerv, der Drillingsnerv, welcher das Gesicht mit Gefühlsnerven versorgt, der Gesichtsnerv, welcher für die Bewegung der Gesichtsmuskeln sorgt, und der herumschweifende Nerv — Nervus vagus —, welcher Kehlkopf, Luftröhre, Lunge und Herz, sowie Speiseröhre und Magen mit Nervenfasern versieht.

Von den *Rückenmarksnerven* sind die wichtigsten die großen Nervengeflechte, welche zu den Armen und Beinen ziehen.

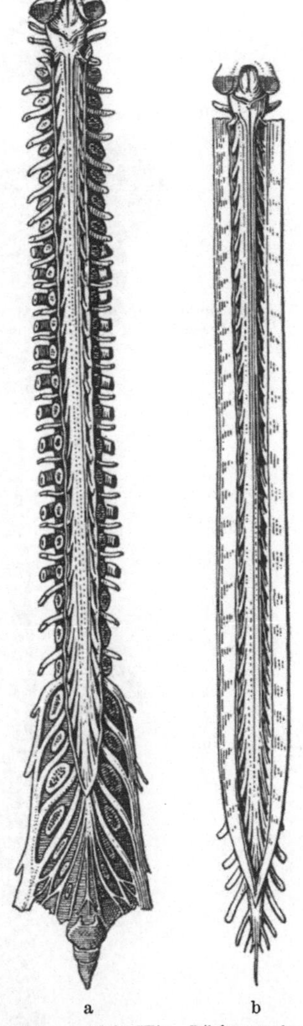

a
Rückenmark im Wirbelkanal nach Entfernung der Wirbelbögen und der harten Haut.

b
Rückenmark mit den Nervenwurzeln in der Ansicht von hinten. Die harte Haut ist gespalten.

Abb. 52. (Nach SOBOTTA.)

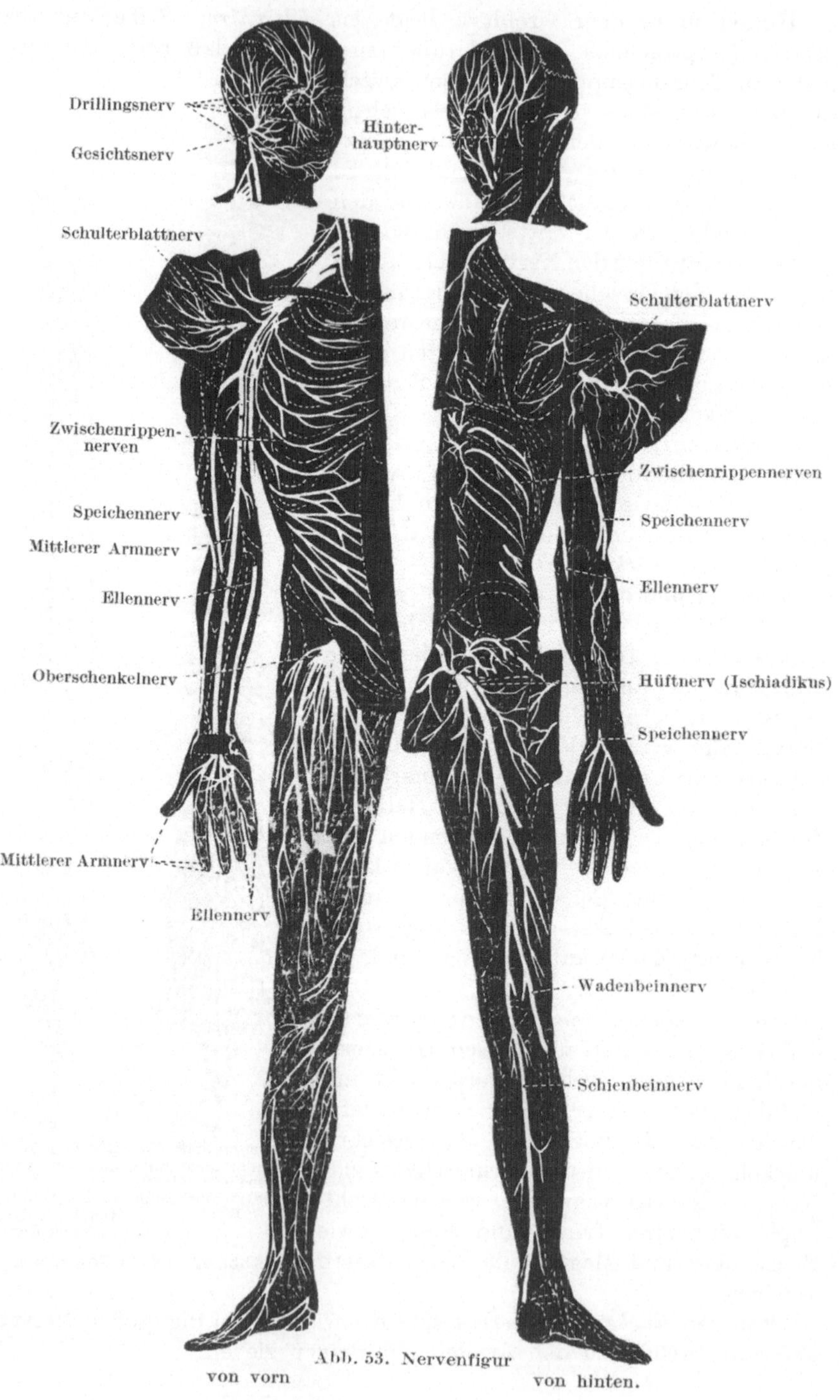

Abb. 53. Nervenfigur

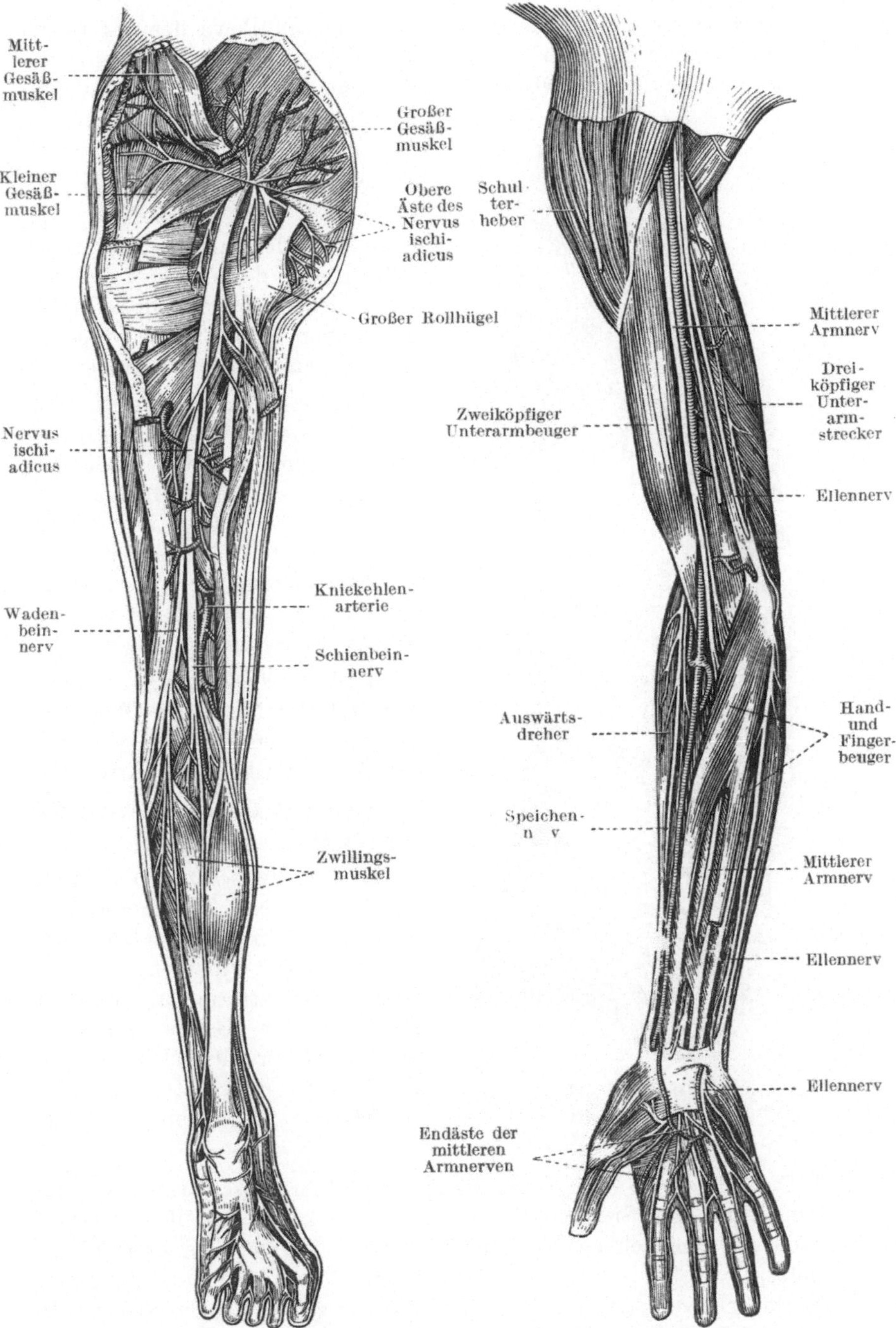

Abb. 54. Rückseite der unteren Extremität.
(Nach HIRSCHFELD und SEVEILLÉ.)

Abb. 55. Armnerven von vorn.
(Nach RÜEDINGER.)

Die *Armnerven* treten aus den Zwischenwirbellöchern der untersten Hals- und obersten Brustwirbel heraus und ziehen dicht an der Schlüsselbeinarterie liegend zum Oberarm. Nachdem zahlreiche Äste an die Muskulatur der Schulter und des Brustkorbes abgegeben sind, bleiben drei Hauptstämme nach.

1. Der *mittlere Armnerv*, welcher mit der Arterie bis zum Ellenbogen, dann weiter in der Mitte der Vorderseite des Unterarmes zur Hand zieht, versorgt die Beugemuskeln der Finger.

2. Der *Ellennerv*, welcher an der Innenseite des Oberarmes hinter dem inneren Oberarmknorren — dem Musikantenknochen — am Unterarm neben der Ellenarterie verlaufend zur Kleinfingerseite zieht, versorgt die Beuger und Strecker des vierten und fünften Fingers.

3. Der *Speichennerv* schlägt sich auf der Mitte des Oberarms auf die Außenseite und versorgt die Streckmuskeln des Armes.

Von den *Beinnerven* sind die wichtigsten:

1. Der *Oberschenkelnerv*, welcher aus den Zwischenwirbellöchern der ersten Lendenwirbel kommt und außen neben der Oberschenkelarterie unter dem POUPARTschen Bande hindurch auf den Oberschenkel tritt, um die ganze Muskulatur an der Vorderseite desselben zu versorgen.

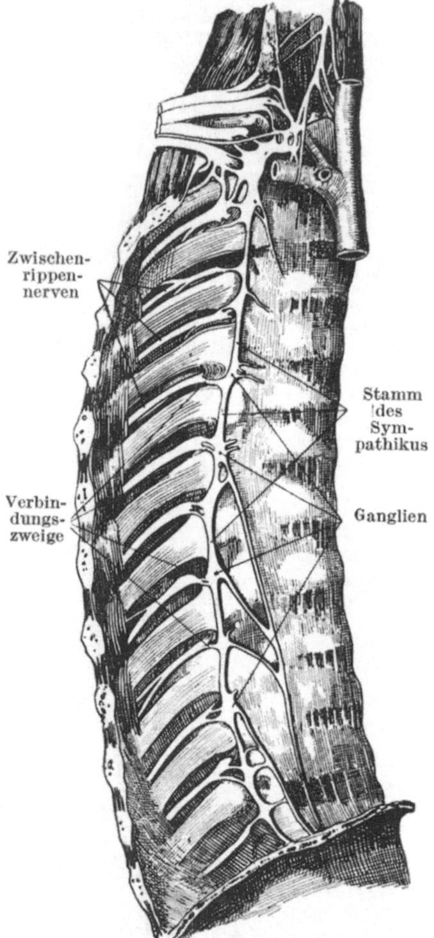

Abb. 56. Rechter Grenzstrang des Sympathikus in der Brusthöhle. (Nach SPALTEHOLZ.)

2. Der *Hüftnerv* — der Ischiadikus —, welcher zwischen dem großen Rollhügel und dem Sitzbeinknorren an der Rückseite des Oberschenkelknochens zur Kniekehle zieht. Hier teilt er sich in zwei Äste, den *Schienbeinnerven*, welcher die an der Hinterseite des Schienbeins gelegenen Beugemuskeln versorgt, und den *Wadenbeinnerv*, welcher die Streckseite des Unterschenkels mit Nervenästen versieht.

Der Sympathikus (Abb. 56).

Das sympathische Nervensystem hat die Aufgabe, die Lebensvorgänge in den inneren Organen, insbesondere auch den Umlauf in den Blutgefäßen zu regulieren. Sein Zentrum wird durch zwei Nervenstränge gebildet, die auf der Vorderseite der Wirbelsäule verlaufen. Regelmäßig eingelagerte Nervenknoten enthalten Anhäufungen von Ganglienzellen, sie stehen durch Verbindungsäste mit dem Rückenmark in Zusammenhang und gewährleisten dadurch eine Gleichschaltung der nervösen Vorgänge.

II. Die Technik der Massage und ihr Einfluß auf den menschlichen Körper.

A. Die Technik der Massage.

Die gebräuchlichsten Massage-Manipulationen sind Streichung — Effleurage —; Knetung, Walkung — Petrissage —; Reibung — Friktion —; Klopfung, Klatschung, Hackung — Tapotement —; Erschütterung — Vibration.

1. Die Streichung (Effleurage Abb. 57).

Beide Hände des Masseurs legen sich in möglichst großer Fläche dem zu behandelnden Körperteile an und streichen unter mäßigem Druck von der Peripherie nach dem Zentrum zu. Die Haut des Patienten resp. die Hand des Masseurs sind leicht eingefettet; der Druck beim einzelnen Strich schwillt ganz allmählich an und wieder ab.

Wie im einzelnen Falle die Streichung auszuführen ist, wird am besten verständlich, wenn wir den Zweck derselben näher zu ergründen suchen.

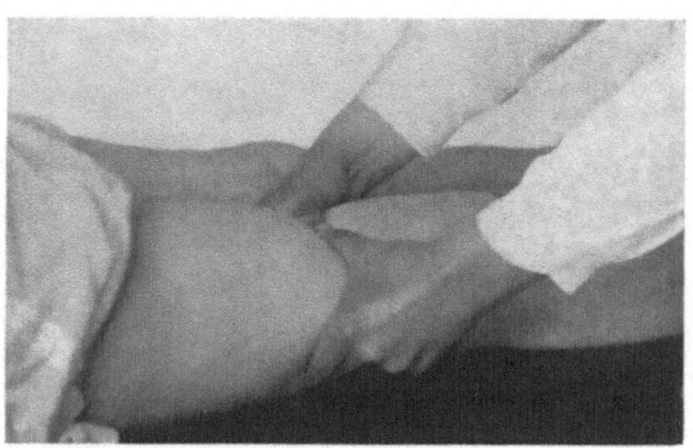

Abb. 57. Streichung.

Bei leichter Ausführung stellt sie einen mechanischen Reiz dar, welcher zunächst die Haut trifft und anregend auf die in derselben befindlichen, kleinsten Gefäße und Nervenendigungen wirkt. Wir sehen, wie unter dem Streichen die Haut sich rötet und wärmer wird. Genaue Messungen haben eine Wärmesteigerung bis zu 1,5° C ergeben. Diese vermehrte Durchblutung bedingt naturgemäß eine bessere Ernährung der Haut, muß also günstig wirken überall da, wo dieselbe schlaff und welk, unter gewöhnlichen Verhältnissen schlecht ernährt ist, wie das bei Gliedern, die lange im

Verband gelegen, bei einzelnen Hautkrankheiten, besonders auch den Unterschenkelgeschwüren, der Fall ist.

Der auf die Nerven ausgeübte Reiz kann ein lokaler sein; insofern als wir das sanfte, ruhige Streichen an der betreffenden Stelle angenehm, schmerzlindernd empfinden, andererseits ein allgemeiner, das gesamte Nervensystem beeinflussend, wenn wir eine Massage des ganzen Körpers geben.

Bei kräftiger Ausführung pflanzt sich der Reiz der Streichung durch die Haut hindurch auf die tiefergelegenen Teile, besonders die Venen- und Lymphgefäße, fort. Diese liegen zum Teil direkt unter der Haut, haben schwächere Wandungen als die Arterien und besitzen Klappen, welche sich nur in der Richtung nach dem Herzen zu öffnen. Gelingt es demnach, diese Gefäße in zentraler Richtung ordentlich auszustreichen, so wird das nachfolgende Blut ungehemmt das leere Gefäß wieder auszufüllen suchen, setzt jetzt erneut eine zweite Ausstreichung ein usw., so ergibt sich daraus eine sehr wesentliche Begünstigung des venösen Blut- und Lymphstromes.

Eine sachgemäße Streichung setzt also genaue Kenntnis des Verlaufes der Muskeln, Nerven, Gefäß- und Lymphbahnen unbedingt voraus.

2. Knetung und Walkung (Petrissage).

Das *Kneten* erfolgt auf verschiedene Weise:

1. (Abb. 58.) Man umgreift mit beiden Händen das Glied so, daß Daumen und Daumen und andererseits die übrigen Finger sich möglichst berühren. Jede Hand sucht unter leicht kreisenden Bewegungen in der Richtung nach dem Herzen zu zwischen Daumen und den übrigen Fingern eine möglichst große Muskelpartie zu fassen, vom Knochen abzuheben und wie einen Schwamm auszupressen. Ist das geschehen, so läßt man diese Partie fahren und geht schrittweise weiter.

2. (Abb. 59.) Beide Hände werden nebeneinander schräg zu den Muskeln angesetzt und suchen peripher beginnend die Muskeln schrittweise abzuheben und auszuquetschen.

3. (Abb. 60.) Beide Hände werden in Streckstellung quer zum Verlauf der Muskeln, die eine an der Innen-, die andere an der Außenseite oder auch die eine an der Vorder-, die andere an der Rückseite des Armes oder Beines angelegt und in querer Richtung vorwärts und rückwärts verschoben in der Weise, daß, während die eine Hand vorwärts reibt, die andere rückwärts geht und umgekehrt. Gleichzeitig rücken dabei beide Hände schrittweise von der Peripherie nach dem Stamm zu aufwärts.

4. (Abb. 61.) Noch wieder anders ist die Durchknetung flächenartig ausgebreiteter Muskeln wie am Rücken, Bauch und der Brust. Hier sucht

man zwischen den Spitzen des Daumens und Zeigefingers die Muskulatur zu fassen, abzuheben und auszupressen.

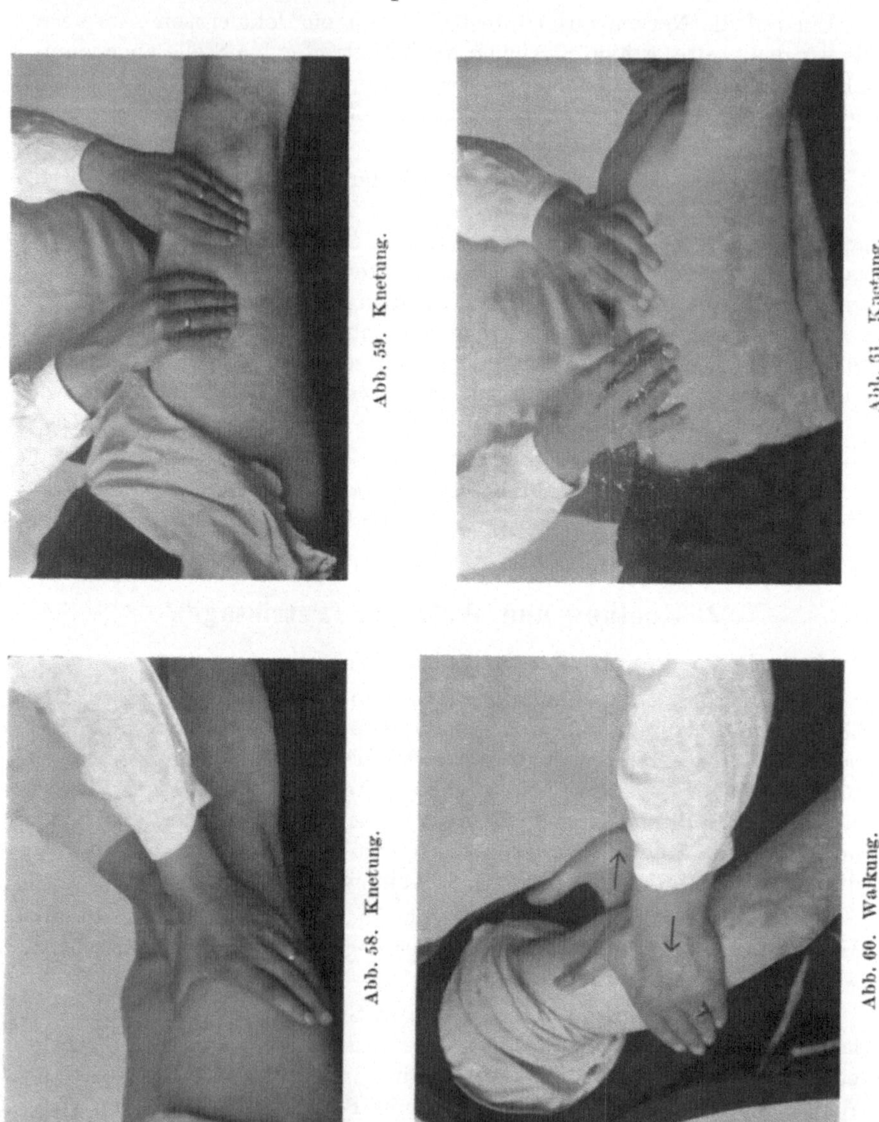

Abb. 59. Knetung.

Abb. 61. Knetung.

Abb. 58. Knetung.

Abb. 60. Walkung.

Der Wert dieses Verfahrens beruht auf einer Begünstigung des Blut- und Lymphstromes in der Muskulatur und auf Hebung der Fähigkeit des Muskels, sich möglichst rasch und energisch zusammenzuziehen.

3. Reibung (Friktion).

Das *Reiben* (Abb. 62) wird hauptsächlich da angewandt, wo es sich darum handelt, eine Stelle im Gewebe, die infolge von Schlag, Stoß oder Entzündung eine andere Form und Beschaffenheit angenommen hat, wieder zur Norm zurückzubringen.

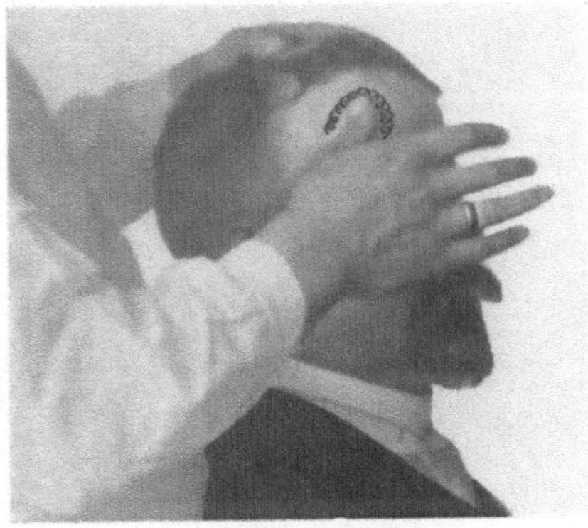

Abb. 62. Reibung.

Handelt es sich z. B. um die Beseitigung einer Brausche, Beule, so macht man mit dem Daumen der einen Hand auf der Grenze zwischen Gesundem und der Anschwellung kleine, fortschreitende, kreisförmige Bewegungen, zwischen die ab und an eine Streichung, ausgeführt vom Daumen derselben oder der anderen Hand, eingelegt wird.

Der Zweck dieses Verfahrens ist, Blut und Lymphe, die an der Stelle der Verletzung oder Entzündung aus den Blut- und Lymphgefäßen ins Gewebe übergetreten sind, zunächst mehr und mehr zu verteilen, und dann direkt in die abführenden Lymphbahnen hineinzupressen und so zur Aufsaugung zu bringen.

4. Klopfung, Hackung, Klatschung (Tapotement).

Die *Klopfung* (Abb. 63) wird ausgeführt mit der Kleinfingerseite der leicht geschlossenen Hand; die *Hackung* (Abb. 64) mit der Klein-

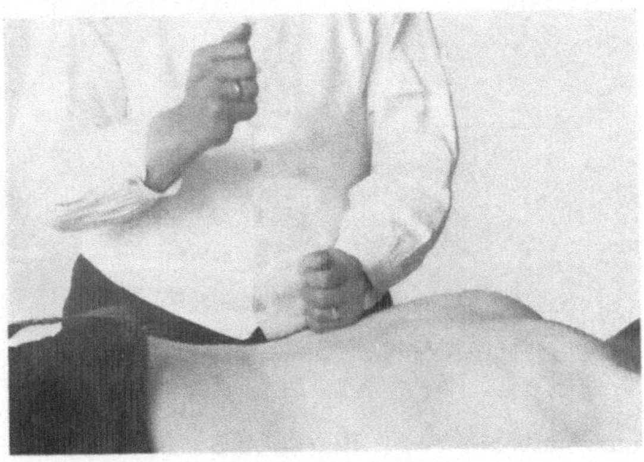

Abb. 63. Klopfung.

fingerseite der offenen Hand oder mit den leicht gespreizten, letzten drei Fingern; die *Klatschung* (Abb. 65) mit der inneren Handfläche oder mit der Vorderfläche der gestreckten Finger.

5*

Bei sämtlichen drei Manipulationen arbeiten gewöhnlich beide Hände in taktmäßigem Wechsel. Das Klopfen erfolgt aus dem Ellenbogengelenk resp. Handgelenk heraus, je nach der beabsichtigten Tiefenwirkung.

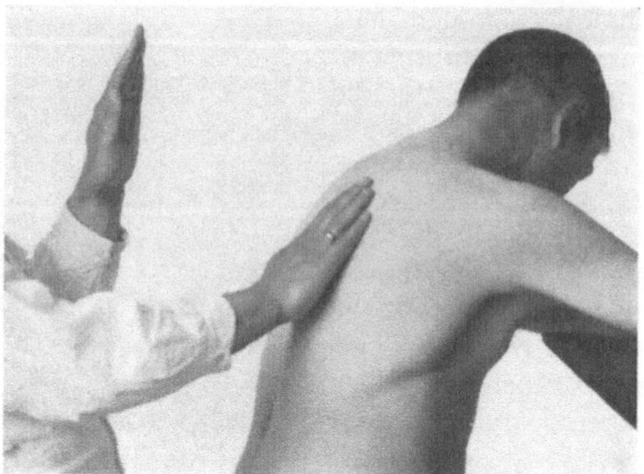

Abb. 64. Hackung.

Das Hacken und Klatschen dagegen stets allein aus dem Handgelenk heraus; der Oberarm wird möglichst festgestellt.

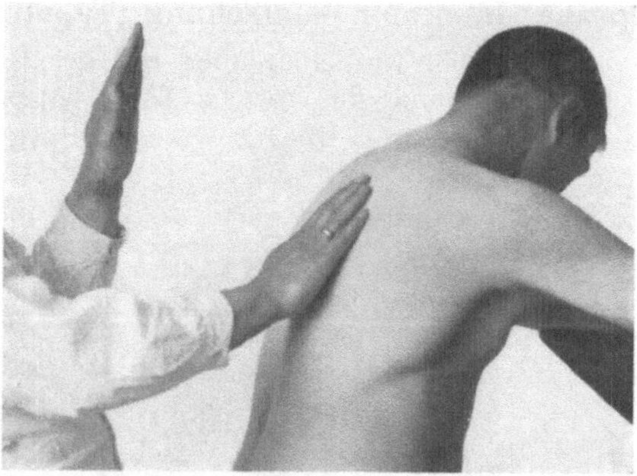

Das Tapotement stellt einen erheblichen, mechanischen Reiz dar, welcher 1. eine Steigerung der Blutzufuhr und damit eine bessere Ernährung des behandelten Gliedes bedingt; 2. die Muskelfasern zum Zusammenziehen anregt und dadurch die Gebrauchsfähigkeit des Muskels hebt; 3. die Empfindlichkeit der Nervenendigungen herabsetzt und deswegen bei Nervenschmerzen gute Dienste leistet.

5. Zitterung, Schüttelung, Zitterschüttelung, Erschütterung (Vibration).

Das *Zittern* oder *Erschüttern* (Abb. 66) wird in der Weise ausgeführt, daß der zu behandelnde Körperteil des Patienten durch feinschlägige Bewegungen einer oder mehrerer Fingerspitzen oder der ganzen Hand in Erschütterung versetzt wird. Oberarm und Unterarm stehen rechtwinklig zueinander, das Handgelenk nimmt mittlere Streckstellung

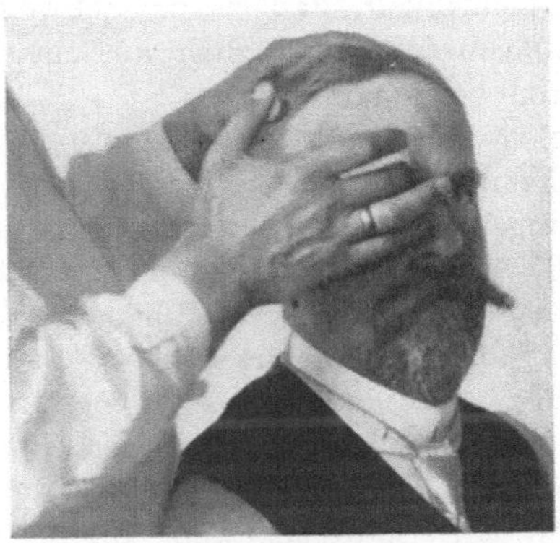

Abb. 66. Zittern.

ein, die Finger, mit denen die Bewegung ausgeführt wird, stehen leicht gebeugt.

Das Schütteln unterscheidet sich von der Erschütterung auf zweifache Weise. Erstens ist die Bewegung als solche grobschlägiger, und zweitens erfolgt sie nicht auf der Haut des Patienten, sondern Finger oder Hand haften fest an der Haut und versetzen dieselbe mit dem unterliegenden Gewebe in direkte Schwingungen.

Unter *Zitter-Schüttelung* versteht man eine Kombination der beiden eben erwähnten Bewegungen. Die Hand des Masseurs bringt direkt eine Körperpartie des Patienten in grobschlägige Schwingungen, führt dabei aber selbst auch noch feine Zitterungen aus.

B. Einwirkung der Massage auf den menschlichen Körper.

1. Einwirkung der Massage auf die Haut und das Unterhautzellgewebe.

Die Haut und das Unterhautzellgewebe spielen für die Gesunderhaltung des menschlichen Körpers eine außerordentlich wichtige Rolle.

Die Haut bildet eine Schutzdecke für mechanische, chemische, thermische und bakterielle Schädigungen. Sie ist für unseren Körper ein wichtiger Wärmeregulator. Durch Erweiterung ihrer Blutgefäße kann sie große Blutmengen in die Peripherie bringen, die dort eine Abkühlung erhalten oder aber durch Verengerung derselben das Blut in die inneren Organe zurückdrängen, um dasselbe so vor zu großer Abkühlung zu schützen.

Die in ihr gelegenen Schweißdrüsen vermögen in gleicher Richtung zu wirken, insofern als die Verdunstung des Schweißes an der Körperoberfläche eine Abkühlung hervorruft. Außerdem sind sie aber auch noch dadurch von Wichtigkeit, daß sie im Schweiß Harnstoff, Harnsäure und etwa 700 ccm Wasser täglich ausscheiden und somit zur Entlastung der Nieren beitragen.

Für die Atmung ist die Haut von Bedeutung, weil sie Sauerstoff aufzunehmen und Kohlensäure auszuscheiden vermag. Das Mengenverhältnis ist allerdings im Vergleich zu Lungenatmung gering.

Schließlich ist die Haut auch als Sinnesorgan zu werten, denn in ihr liegen die Endausbreitungen der Gefühlsnerven, die dem Gefühls- und Tastsinn als Aufnahmeorgane dienen.

Im Unterhautzellgewebe finden wir ein überaus fein ausgearbeitetes Bindegewebsnetz als Stützgewebe, mehr oder minder große Mengen abgelagerten Fettes sowie verschiedene Schlacken des Stoffwechsels. In der Haut und im Unterhautzellgewebe breitet sich ein gewaltiges Netz von Blut- und Lymphgefäßen aus, welches für den Blut- und Lymphkreislauf unseres Körpers von größter Bedeutung ist.

Wie und in welchem Maße im einzelnen diese vielfachen Funktionen der Haut durch Massage günstig beeinflußt werden, bedarf noch weiterer wissenschaftlicher Forschung. — Sicher ist aber, daß wir durch Massage eine Erwärmung und Rötung der Haut erreichen. Nach ROSENBERG beträgt die Temperaturerhöhung im Durchschnitt etwa $1,5^0$.

Diese beiden Erscheinungen sind auf eine durch die Massage bedingte bessere Durchblutung der Haut, die eine bessere Ernährung der Zellen der Haut und des Unterhautzellgewebes und damit eine Erhöhung ihrer Leistungsfähigkeit zur Folge haben muß, zurückzuführen.

2. Einwirkung der Massage auf das Gefäßsystem.

Die Hauptwirkung der Massage ist die Beeinflussung des Blut- und Lymphkreislaufes.

Ist eine Vene mit Blut gefüllt und streicht man nun herzwärts dem Gefäß entlang, so preßt man das Blut aus. Die Folge davon ist, daß das von der Peripherie nachdrängende Blut, weil es keine Blutsäule mehr vor sich herschieben muß, weniger Widerstand findet und infolgedessen schneller nachströmt. Ein Zurückfließen des Blutes wird verhindert durch die in den Venen gelegenen Klappen, die sich nur in der Richtung nach dem Herzen zu öffnen.

Die Lehre, daß darüber hinaus durch diese Ausstreichung der Venen auch das Blut aus Haupt- und Seitenästen nachgesaugt wird, wie früher allgemein angenommen wurde, hat in jüngerer Zeit Widerspruch erfahren (MÜLLER).

Die zweifellos bestehende, absaugende Wirkung der Massage in den peripherwärts von der massierten Körperpartie gelegenen Gebieten wird vielmehr in der Einwirkung auf die Muskulatur gesehen.

Die Lymphbewegung erfolgt auf Grund mehrerer mechanischer Faktoren. Die Muskelbewegung spielt dabei die Hauptrolle. Aus den Hauptlymphstämmen einer ruhenden Extremität fließt fast keine Lymphe; je stärker die Bewegung ist, um so stärker wird der Lymphstrom. Aber auch durch Längsstreichen einer Extremität kann man den Lymphstrom fördern.

Ein Zurückfließen der Lymphe wird ebenso wie beim venösen Blut durch die auch in den Lymphgefäßen befindlichen Klappen verhindert.

Für die Lymph- und Venenströmung ist weiterhin von außerordentlicher Wichtigkeit die Anordnung des Fasziensystems. An zahlreichen Stellen unseres Körpers finden wir Kanäle gebildet aus Faszien und Muskelhüllen, die so angelegt sind, daß bei der Muskeltätigkeit sie durch Spannung sich erweitern und damit auf die venöse und lymphatische Zirkulation ansaugend wirken.

Solche Engpässe finden wir in der Kniekehle, dem Leistenkanal, an der Handwurzel, in der Ellenbeuge und in der Achselhöhle.

Für die Hauptlymphströme, wie für das Gebiet der ganzen unteren Hohlvene ist die fortbewegende Kraft, hauptsächlich der negative Druck im Brustraum und der positive Druck, den das Zwerchfell bei der Einatmung auf die Eingeweide des Bauches ausübt.

3. Einwirkung der Massage auf die Muskulatur.

Die Funktion der Muskulatur ist geknüpft an den Wechsel von Kontraktion und Erschlaffung.

Wenn wir durch Massage imstande sind, der aktiven Bewegung ähnliche Veränderungen der Raumverhältnisse im Muskel und seiner Umgebung zu schaffen und die geschilderten Venenpumpanlagen zu beeinflussen, so werden wir auch durch Massage auf die Zirkulation im Muskel einwirken können.

Diese Massage wird nach dem Gesagten so sein müssen, daß sie den Muskel vollständig ausdrückt, von der Unterlage abhebt und aus seinem Lager herausnimmt. Näheres siehe bei Knetung und Walkung S. 57.

Die Bearbeitung der Muskulatur durch Massage und Gymnastik ist sowohl für Zirkulationsstörungen, die durch Erkrankungen oder Schwächezustände des Herzens und der Gefäße bedingt sind, ebenso wie auch für Zirkulationsstörungen, die in Erkrankungen anderer Organe ihre Ursache haben, von segensreichem Einfluß.

Eine häufig noch viel zu wenig beachtete Ursache für Zirkulationsstörungen liegt in dem Vorhandensein abnormer Widerstände, und noch öfter in dem Wegfall peripherer, durch die Muskulatur geleisteter Hilfskräfte.

Bei chronisch-rheumatischen Zuständen in der Muskulatur befinden sich mehr oder minder große Partien des Muskelgewebes in einem Spannungszustande (Hypertonismus, Hartspann) und bereiten der Zirkulation Widerstände.

Alle Ablagerungen im Unterhautzellgewebe und dem interstitiellen Bindegewebe, alle irgendwie erheblichen Fettansammlungen sind ebenfalls nicht zu unterschätzende Störungen der Zirkulation.

Wir können den Kranken von diesen Leiden befreien durch intensivere Körperbetätigung und Massage.

MÜLLER hat absolut recht, wenn er sagt: Die sachgemäße Massage der Muskulatur ist das weitaus mächtigste Heilmittel in der Bekämpfung der Kompensationsstörungen.

Bei der bisher besprochenen Wirkung der Massage handelte es sich nur um die Erleichterung des Venenstromes nach dem Herzen hin, wodurch eine Erleichterung der Arbeit der rechten Herzhälfte erfolgt.

Die Arbeit der linken Kammer besteht darin, das Blut durch die Arterien bis in die kleinsten Haargefäße zu treiben, was um so schwerer wird, je enger die Gefäße, je größer also der Reibungswiderstand ist.

Durch Massage können wir die Haargefäße der Haut und der Muskulatur erweitern, damit den Blutdruck in der Aorta herabsetzen und so der linken Kammer die Arbeit erleichtern. BAINBRIDGE hat nachgewiesen, daß die Oberfläche der Haargefäße im ruhenden Muskel etwa 3—30 qcm, bei aktiver Betätigung nahezu 400 qcm, bei Massage bis 200 qcm beträgt.

Bei länger dauernder Arbeit häufen sich im Muskel Milchsäure, daneben aber auch andere Stoffwechselprodukte wie Harnstoff, Kohlensäure, Phosphorsäure und andere noch wenig bekannte Substanzen in großem Maße an und wirken als Ermüdungsstoffe.

Am ermüdeten Muskel kann man beobachten, daß er im Gegensatz zum frischen Muskel blaues Lackmuspapier zu röten vermag, also sauer reagiert. Als Ursache dieser sauren Reaktion ist die Milchsäure festgestellt worden, die zwar in geringer Menge im Muskel stets vorhanden ist, im unermüdeten sich aber erheblich vermehrt zeigt.

In der Ermüdung reagiert der Muskel nicht mehr so rasch und energisch auf erhaltene Reize. Bei Belastung gibt er schneller nach, schließlich wird er gänzlich lahm, so daß auch die energischsten Willensanstrengungen ihn nicht mehr zu Kontraktionen zu bringen vermögen. Wir unterscheiden in dieser Beziehung eine örtliche und allgemeine Ermüdung; erstere tritt ein, wenn ein einzelner Muskel oder eine Muskelgruppe über Gebühr in Anspruch genommen wird, letztere, wenn große Anforderungen an die gesamte Körpermuskulatur gestellt werden, wie

z. B. beim Marschieren, Bergsteigen, im Sport. Die Erholung des Muskels ist verknüpft mit der Rückverwandlung des größten Teiles der Milchsäure in Glykogen und mit dem Wiederaufbau des Laktazitogens, der Muttersubstanz des Glykogens.

Die Erholung tritt nach der örtlichen Ermüdung schnell wieder ein, weil der Blut- und Lymphstrom relativ leicht die Ermüdungsstoffe aus dem lokalen Gebiet wegspült; länger dauert die Erholung bei der allgemeinen Ermüdung, weil hierfür die Ausscheidung der Ermüdungsstoffe durch Lunge, Nieren und Haut Vorbedingung ist.

Durch Massage gelingt es, die Abfuhr der Ermüdungsstoffe in hohem Maße zu fördern, neue Nährstoffe heranzuführen und so eine Erholung des Muskels zu beschleunigen. Eine Erhöhung der Kraftleistung des Muskels durch Massage allein ist nicht zu erreichen, dazu ist eine systematische Tätigkeit desselben notwendig.

4. Einwirkung der Massage auf Gelenke, Sehnen und Sehnenscheiden.

Nachdem wir in den vorstehenden Kapiteln gelernt haben, welch großen Einfluß die Massage auf den Blut- und Lymphstrom und damit auf die Ernährung der behandelten Gebiete, auf ihre Befreiung von Abbauprodukten des Stoffwechsels hat, wird es verständlich, daß auch eine Massage der Gelenke, Sehnen und Sehnenscheiden von günstigem Einfluß sein muß.

Diese Massage hat sich aber nicht allein auf diese eben genannten Teile zu beschränken, sondern sie muß die ganze in Frage kommende Muskulatur mit umfassen.

Muskeln, Gelenke, Schleimbeutel, Sehnenscheiden, Fettkörper und Knochen bilden, wie MÜLLER in seinem bekannten Handbuch der Massage treffend ausführt, eine physiologische Bewegungseinheit, deren Komponenten sich gegenseitig in so inniger Weise beeinflussen, daß die Erkrankung eines Gliedes derselben ohne weiteres auch die anderen krank macht.

5. Einwirkung der Massage auf den Stoffwechsel.

Ebenso wie wir durch Massage die Blut- und Lymphzirkulation und die Abfuhr der Stoffwechselendprodukte in der Muskulatur beeinflussen können, gelingt es auch durch geeignete Bauchmassage Leber, Magen, Darmkanal und indirekt die Nieren zu beeinflussen.

Die Leber sondert vermehrte Mengen Galle ab. Die Drüsen des Magen-Darmkanals steigern die Produktion der Verdauungssekrete, die Peristaltik wird lebhafter und sorgt für rechtzeitige Entfernung des Kotes aus dem Körper, die Resorption nimmt zu.

Eine große Reihe von Stoffwechselversuchen haben gezeigt, daß durch allgemeine Körpermassage mit einer Zunahme der Urin- und

Kotmengen eine vermehrte Stickstoffausscheidung erfolgt, sowie eine Abnahme der ausgeschiedenen Fettmengen im Kot.

Bei allgemeiner Körpermassage steigt die Temperatur an der Körperoberfläche und sinkt im Mastdarm. Bei Bauchmassage steigt die Darmtemperatur und fällt die Oberflächentemperatur.

6. Einwirkung der Massage auf die peripheren Nerven.

Die Wirkung der Massage auf die peripheren Nerven erklärt sich einmal durch ihren günstigen Einfluß auf Blut und Lymphgefäße, wodurch die Ernährung des Nerven gehoben und Stauungsprodukte beseitigt werden. Andererseits haben auf den Nerven selbst sanfte Streichungen und Zitter-Schüttelungen einen beruhigenden, schmerzlindernden Einfluß, während Klopfung, Hackung, Klatschung anregend wirken.

7. Anwendungsgebiet der Massage.

Aus vorstehenden Ausführungen über die Wirkung der Massage auf verschiedene Organsysteme unseres Körpers ergibt sich, daß ihr Anwendungsgebiet ein recht großes ist.

Es kommen dafür in Frage aus dem Gebiet:

der Muskel- und Sehnenerkrankungen: Muskelquetschung, Muskelentzündung nach Überanstrengung in Sport und Beruf, akuter und chronischer Muskelrheumatismus, Muskelschwund, trockene Sehnenscheidenentzündung;

der orthopädischen Krankheiten: Schiefhals, Verkrümmungen der Wirbelsäule, Kontrakturen, X-Beine, Fußdeformitäten;

der Gelenkerkrankungen: Verstauchung, Verrenkung, Quetschung mit und ohne Erguß, chronischer Gelenkrheumatismus;

der Kreislaufstörungen: Fettherz, Herzmuskelentzündung, Klappenerkrankungen, Nierenleiden;

der Magen- und Darmerkrankungen: Magenerweiterung, Magensenkung, chronische Stuhlverstopfung;

der konstitutionellen Krankheiten: Fettsucht, Gicht;

der Erkrankungen des Nervensystems: Lähmungen, Beschäftigungsneurosen, Neuritis und Neuralgie.

8. Gegenanzeige für die Anwendung der Massage.

Bei allen fieberhaften Erkrankungen, bei allen eitrigen Prozessen (Furunkulose, Phlegmone, Tuberkulose, Sepsis) ist Massage verboten.

Das gleiche gilt für bösartige Geschwülste (Karzinom, Sarkom) und Krampfadern, da bei all diesen Erkrankungen eine Verschleppung von Infektions- resp. Geschwulstkeimen, von Thromben oder Venensteinen durch Massage erfolgen kann.

C. Die Massage der einzelnen Körperteile.

Vorbereitung: Vor Beginn einer jeden Massage hat sowohl der Masseur selbst seine eigenen Hände, als auch den zu behandelnden Körperteil des Patienten zu waschen, da sonst die Gefahr besteht, daß Bakterien, die an der Oberfläche haften, in die Haut hineingerieben werden und so Anlaß zur Bildung von Furunkel und sonstigen Erkrankungen der Haut geben. Bei starker Behaarung ist es außerdem nötig zu rasieren oder doch wenigstens die Haare mit der Schere zu kürzen.

Ferner ist dafür zu sorgen, daß nicht nur der zu behandelnde Körperteil gut abgestützt wird, damit die Muskeln desselben möglichst schlaff werden, sondern Masseur und Patient müssen beide eine bequeme Stellung einnehmen, um die Kräfte zu schonen. Die besten Ausgangsstellungen für den einzelnen Fall werden weiter unten des näheren erläutert werden.

Ein leichtes Einfetten der Haut ist überall da notwendig, wo die Massage nicht nur die Haut, sondern ganz besonders die tiefergelegenen Gebiete beeinflussen soll. Es empfiehlt sich dazu reines Olivenöl, Vaseline, flüssige Glyzerinseife oder Puder.

Die Dauer der einzelnen Massagesitzung wird für gewöhnlich 10 bis 15 Minuten betragen. Bei schwachen Patienten kann es besser sein, die Sitzung noch früher abzubrechen. Eine Massage des ganzen Körpers erfordert natürlich bedeutend mehr Zeit, weswegen es häufig notwendig wird, im Beginn der Kur in einer Sitzung zunächst nur die Arme oder die Beine vorzunehmen und erst allmählich den ganzen Körper. Gymnastische Übungen stellen eine unbedingt notwendige Ergänzung der Massage dar und sind deswegen jeder Massagesitzung anzuschließen, wenn nicht der Kräftezustand dagegen spricht, oder sonstige Gegenanzeigen vorliegen.

Der Massagetisch stellt einen leicht gepolsterten, mit Ledertuch überzogenen Tisch von 80 cm Höhe, 60 cm Breite und 1,80 m Länge dar, Kopf- und Fußteil lassen sich beliebig hochstellen. Der Sauberkeit wegen ist der Tisch mit einer waschbaren Decke belegt.

1. Die Massage des Armes und der Hand.

Anatomie: Knochen S. 3, Muskeln S. 17, Gefäße S. 37, 40, Lymphgefäße S. 47, Nerven S. 49.

Überall da, wo es sich darum handelt, Blut- und Lymphzirkulation und damit die Ernährung des Armes zu bessern, die Elastizität seiner Muskelfasern zu erhöhen, versteifte Gelenke beweglicher zu machen, Anschwellungen derselben zu beseitigen, kommen von den verschiedenen Massagemanipulationen hauptsächlich Streichung, Knetung und Reibung in Betracht.

Die Art der Strichführung muß sich dem Verlaufe der Muskelfasern, der größeren Venen- und Lymphbahnen anpassen. Es ist deswegen durchaus notwendig, sich den anatomischen Bau des betreffenden Körperteiles vorher noch einmal genau wieder zu vergegenwärtigen.

Ob die ganze Hand oder nur die Finger des Masseurs zu der Streichung herangezogen werden können, hängt in erster Linie von der Größe des zu behandelnden Teiles ab.

Die Fingerstreichung (Abb. 67). Patient und Masseur sitzen sich gegenüber; zwischen ihnen steht ein Tisch, auf dem die Hand des Patienten ruht.

Um an *jedem einzelnen Finger* Streichungen allseitig ausführen zu können, fixiert der Masseur mit seiner linken Hand die Hand des Patienten, mit seiner rechten vollführt er von der Spitze bis zur Fingerwurzel mehrfache Streichungen in der Weise, daß er den betreffenden Finger entweder zwischen Daumen und Zeigefinger oder zwischen Zeige- und Mittelfinger nimmt. Er wird dabei sowohl die Seitenpartien als auch die Vorder- und Rückseite der Finger zu beeinflussen suchen.

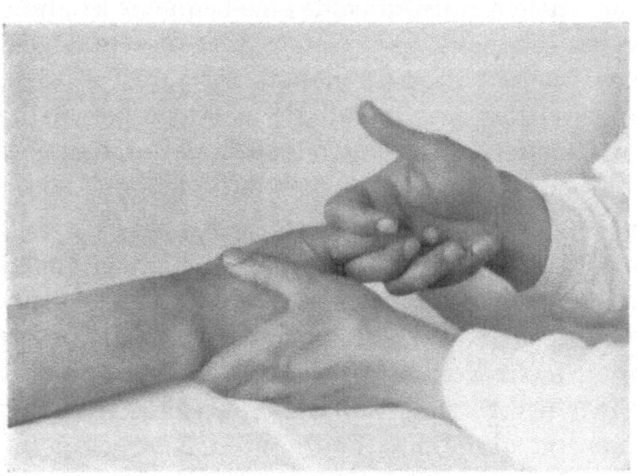

Abb. 67. Fingerstreichung.

Für die *Fingergelenke* kommen außerdem noch Reibungen in Betracht, die am besten von der Vorderseite und den Seiten aus mit der Spitze des Daumens oder eines anderen Fingers gemacht werden. Für den Handrücken und die Hohlhand verwendet man die Streichungen mit der Daumenspitze und sucht mit derselben zwischen die einzelnen Mittelhandknochen einzudringen, um hier die Zwischenknochen- und Spulwurmmuskeln auszustreichen.

Daumen und *Kleinfingerballen* erhalten außer Streichungen mit dem Daumen auch Knetungen mittels Daumen und Zeigefinger.

Das *Handgelenk* ist am besten zugänglich vom Handrücken und den Seiten aus. Hier verwertet man Streichungen mit dem Daumen und der Hohlhand, sowie Reibungen mit dem Daumen.

Der Unterarm (Abb. 68). Am Unterarm müssen *Beuge-* und *Streckmuskeln* gesondert vorgenommen werden. Der Patient sitzt vor dem Masseur. Letzterer hält mit seiner linken Hand die Hand des Patienten. Um Beuger, Venen- und Lymphbahnen an der Vorderseite auszustreichen, dreht man den Unterarm so, daß die innere Handfläche nach oben schaut.

Dann setzt man die streichende Hand oberhalb des Handgelenks in der Weise an, daß der Daumen auf die Vorderseite zu liegen kommt, und die übrigen Finger die Ellenseite umgreifen. Die Kraft des Striches schwillt allmählich an, um nach dem inneren Oberarmknorren zu wieder nachzulassen; ist die Hand dort angelangt, wird sie leicht abgehoben und beginnt wieder von der Handwurzel aus.

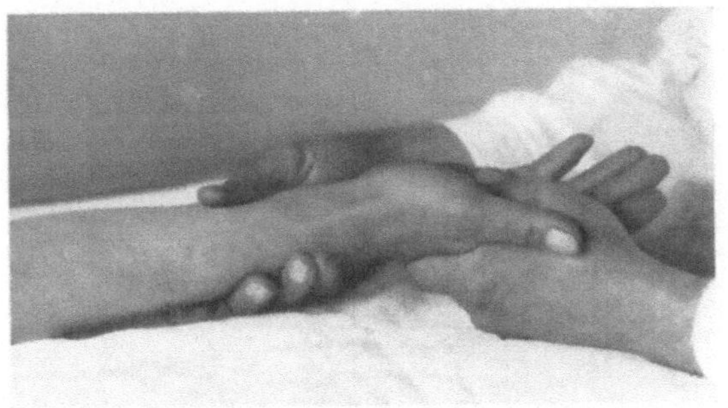

Abb. 68. Unterarmstreichung.

Für die Behandlung der Streckmuskeln dreht man den Unterarm mit dem Handrücken nach oben. Der Daumen streicht auf der Streckseite des Unterarmes, die übrigen Finger legen sich an die Speichenseite; die Strichführung geht nach dem äußeren Oberarmknorren zu. Knetungen werden ausgeführt, wie S. 57—58 angegeben, Hackungen wie Abb. 64.

Das Ellenbogengelenk (Abb. 69). Der Masseur sitzt seitlich von dem Patienten, umfaßt mit der linken Hand den Unterarm im unteren Drittel und dreht den im Ellenbogen leicht gebeugten Arm so, daß die Streckseite ihm zugekehrt ist. Die Reibungen nehmen ihren Ausgang vom Ellenbogenfortsatz, erfolgen zunächst beiderseits längs der Sehne des dreiköpfigen Streckers, gehen dann seitwärts nach dem äußeren und inneren Oberarmknorren zu, umkreisen das Gelenk zwischen Speiche und Oberarmknochen und treffen zum Schluß die Vorderfläche des Ellenbogengelenkes, wobei der Unterarm stark gebeugt werden muß. Im Anschluß daran erfolgen Streichungen des Unter- und Oberarmes.

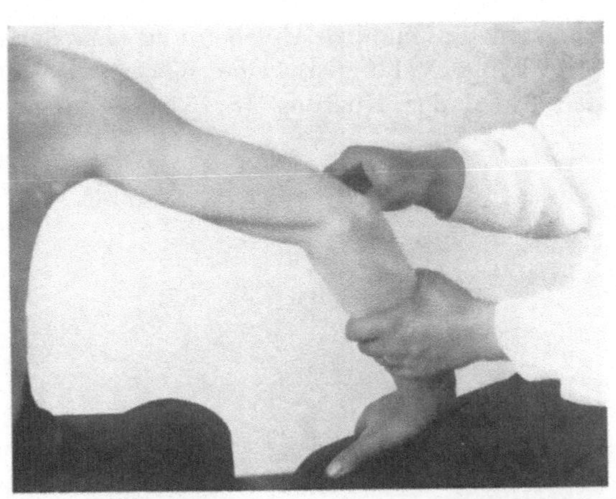

Abb. 69. Ellenbogenmassage.

Der Oberarm (Abb. 70). Für die Massage des *Oberarmes* empfiehlt sich folgende Ausgangsstellung. Patient und Masseur sitzen sich gegenüber. Ersterer legt seine Hand auf den Oberschenkel des Masseurs. Während letzterer mit seiner linken Hand den Unterarm des Patienten fixiert, streicht er mit der rechten Hand vom Ellenbogen aufwärts in der Weise, daß der Daumen der rechten Hand an der Außenseite des zweiköpfigen Beugers und die übrigen Finger an der Innenseite des Armes liegen. Ist das mehrere Male geschehen, so fixiert die rechte Hand den Unterarm und die linke führt die Streichung aus mit dem Unterschied, daß nun der Daumen der linken Hand an der Innenseite des zweiköpfigen Beugers und die übrigen Finger an der Außenseite und Rückseite liegen. Der Strich erfolgt aufwärts bis zur Achselhöhle, wobei im Verlaufe desselben die

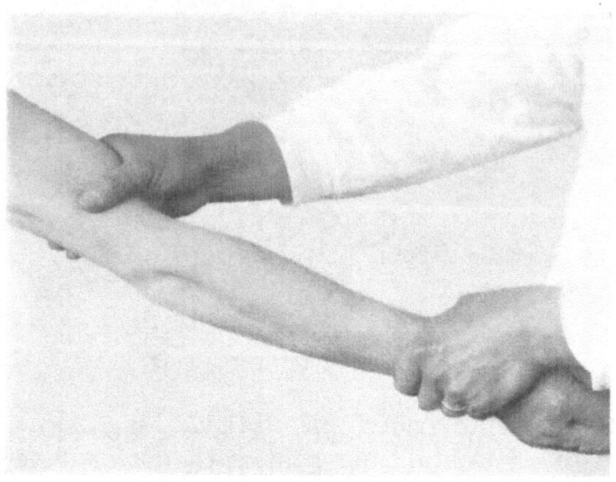

Abb. 70. Oberarmstreichung.

Finger sich allmählich abheben und einander nähern. Nach mehrfachen Streichungen läßt man eine Knetung folgen, die in der unter 1, 2 und 3 bei der Knetung (S. 57—58) angegebenen Weise ausgeführt werden kann. Auch Hackungen gelangen zur Anwendung (vgl. Abb. 59).

Der *Deltamuskel* (Schulterheber, Abb. 71) verlangt noch eine Behandlung für sich. Bei Kindern vollführt man seine Streichung mit einer Hand, bei Erwachsenen gebraucht man beide Hände, und zwar so, daß die Daumen gegeneinander ge-

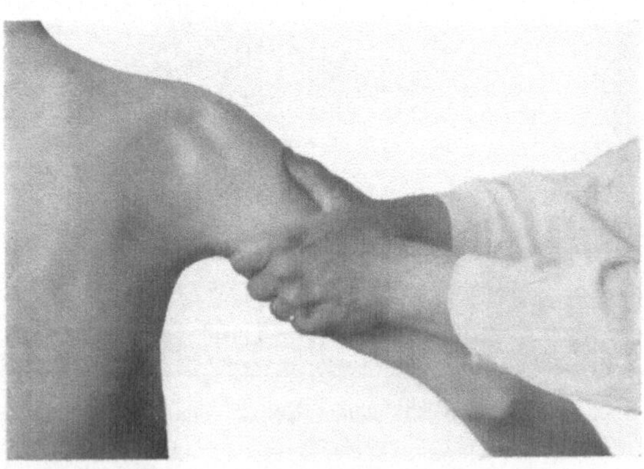

Abb. 71. Schulterheberstreichung.

richtet sich in der Mitte des Muskels, welcher hier eine tiefe Furche hat, berühren und aufwärts streichen; die übrigen Finger der rechten Hand folgen dem inneren Rande des Muskels bis hinauf zum Schlüsselbein, diejenigen der linken Hand dem äußeren Rande bis zur Schultergräte.

Das Schultergelenk. Um die Kapsel des Schultergelenkes gut zugänglich zu machen, ist es notwendig, daß der Patient seinem Arm verschiedene Stellungen gibt.

Für den vorderen Teil wird die beste Stellung dadurch erreicht, daß der Patient seine Hand auf den Rücken legt.

Für den hinteren Teil dadurch, daß er sie auf die gesunde Schulter legt.

Für den unteren Teil durch möglichst starkes Aufwärtsheben des Armes.

Der obere Teil der Kapsel liegt unter dem Deltamuskel, wird also mitbetroffen durch eine energische Streichung und Reibung dieses Muskels.

2. Gymnastische Übungen des Armes und der Hand.

Finger und Hand (Abb. 72). Die Hand des Patienten ruht auf dem Tisch, die linke Hand des Masseurs fixiert die Hand.

1. Passive Bewegungen: Zwischen Daumen und Zeigefinger faßt der Masseur die Spitze jedes einzelnen Fingers und sucht denselben voll in die Hand einzuschlagen, zu strecken, im Grundgelenk zu rollen und nach einwärts und auswärts zu führen.

2. Aktive Bewegungen: Der Patient beugt und streckt, führt ein- und auswärts jeden einzelnen Finger; der Masseur leistet dagegen Widerstand, und zwar so, daß er die Spitze seines Zeigefingers resp. Daumens stets an diejenige Seite der Finger-

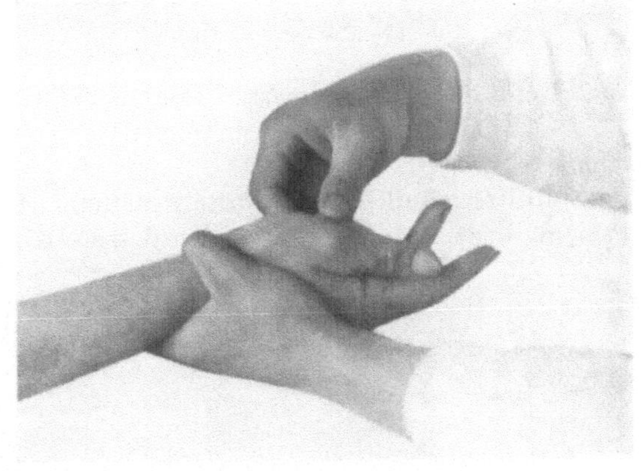

Abb. 72. Fingergymnastik.

spitze des Patienten anlegt, nach welchem hin Patient die Finger führen soll.

3. Freiübungen: Fingerbeugen, -strecken und -spreizen.

Handgelenk und Unterarm (Abb. 73). *Ausgangsstellung:* Patient und Masseur sitzen sich gegenüber, der Unterarm ruht auf dem Tisch, so daß die Hand denselben überragt. Die linke Hand des Masseurs fixiert den Unterarm, seine rechte faßt die Hand des Patienten.

1. Passive Bewegungen: Beugen, strecken, einwärtsführen, auswärtsführen und rollen.

2. Aktive: Beim Beugen, beim Strecken, beim Ein- und Auswärtsführen geben die Finger des Masseurs Widerstand an derselben Seite, nach welcher die Bewegung erfolgen soll.

3. Freiübungen: Beugen, strecken, ein- und auswärtsführen, sowie rollen.

Ellenbogengelenk und Oberarm. *Ausgangsstellung:* Patient sitzt am Massagetisch und legt seinen Oberarm auf denselben. Der Masseur sitzt ihm gegenüber, fixiert mit seiner Linken den Oberarm auf dem Tisch, faßt mit der Rechten den Unterarm in der Nähe des Handgelenkes und beugt und streckt den Vorderarm des Patienten resp. leistet Widerstand gegen diese Bewegungen, wenn der Patient selbst ǀ sie ausführt.

Für die Drehbewegungen gibt der Masseur dem Patienten die Hand

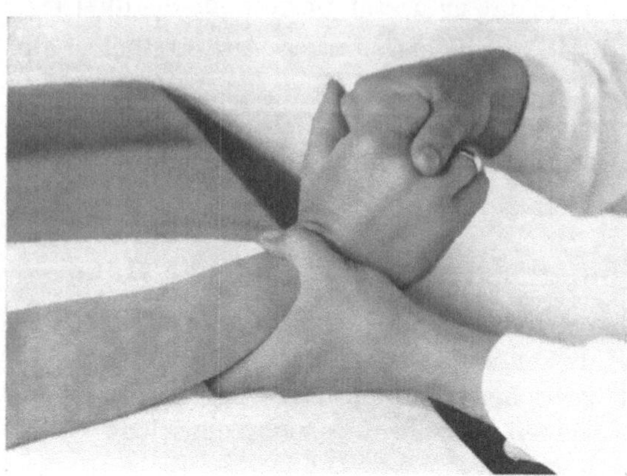

Abb. 73. Handgymnastik.

und dreht die Hand einwärts und auswärts, resp. leistet Widerstand.

Freiübungen: Stehend Armbeugen, -strecken und -drehen, Unterarm schlagen.

Schultergelenk und Schultermuskeln (Abb. 74). *Ausgangsstellung:* Patient liegt auf dem Tisch, an dessen Kopfende der Masseur steht.

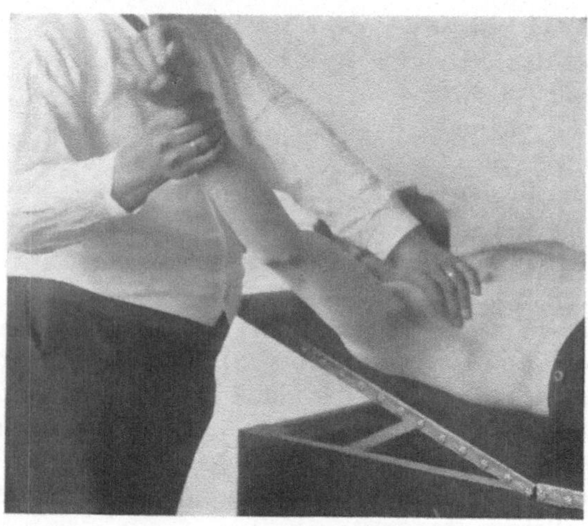

Abb. 74. Schultergymnastik.

Die linke Hand fixiert die Schulter auf dem Tisch, indem der Daumen auf der Schulterhöhe, die übrigen Finger in der Achselhöhle liegen. Die rechte Hand faßt den gestreckten Vorderarm in der Nähe des Handgelenks und führt den Arm aufwärts, abwärts, vorwärts, rückwärts, seitwärts, rollt und dreht denselben nach innen und außen resp. leistet Widerstand gegen diese Bewegungen.

3. Die Massage des Beines.

Anatomie: Knochen S. 12, 13, Muskeln S. 17—30, Gefäße S. 40, 44, Lymphgefäße S. 48, Nerven S. 52, 53.

Als Ausgangsstellung kommen zwei in Betracht.

1. Der Patient liegt auf dem Massagetisch, der Masseur steht resp. sitzt am Fußende oder an der Seite desselben. —

2. Der Patient sitzt dem Masseur gegenüber und legt seine Ferse auf den Oberschenkel des letzteren.

Die Fußmassage ähnelt sehr der Massage der Hand. Nur ist für die Fußsohle ein erheblich größerer Kraftaufwand nötig, weil sowohl die äußere Haut bedeutend stärker ist, als auch, weil die Faszien und Bänder hier weit kräftiger entwickelt sind.

Für das Fußgelenk kommen Streichungen dreifacher Art in Betracht.

1. Der Daumen der rechten Hand umgreift den äußeren Knöchel, die Hohlhand liegt auf dem Spann und die übrigen Finger reichen über den inneren Knöchel (Abb. 75).

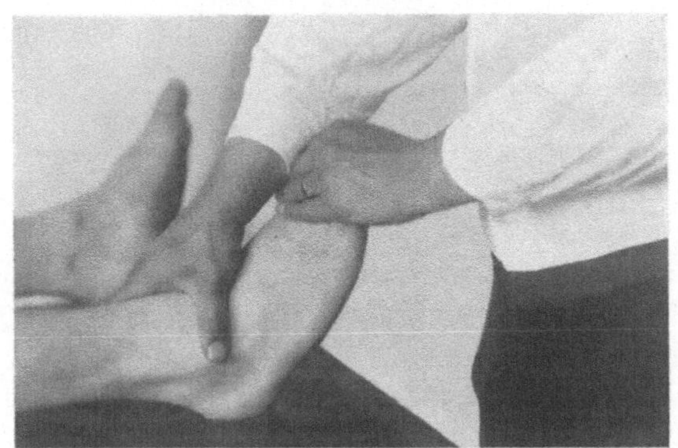

Abb. 75. Fußgelenkstreichung.

2. Der Daumen der linken Hand umgreift den inneren Knöchel, die Hohlhand liegt auf dem Spann, die übrigen Finger auf dem äußeren Knöchel.

3. Die linke Hand hebt am Vorderfuß den Fuß von der Unterlage ab, die rechte Hand nimmt von der Ferse beginnend die Achillessehne zwischen Daumen und Zeigefinger und streicht aufwärts bis zur halben Wadenhöhe (Abb. 76).

Die Reibungen rings um das Gelenk herum übt man am besten mit dem Daumen aus.

Am **Unterschenkel** müssen die Muskeln an der Vorder-, Außen- und Rückseite gesondert behandelt werden.

Vorne liegt der *vordere Schienbeinmuskel* und die *Strecker der großen Zehe* und der *vier übrigen Zehen*. Die Streichung geschieht mit beiden Daumen, die übrigen Finger der rechten Hand liegen nach der

Innenseite, die der linken nach der Außenseite zu. Da diese Muskeln sehr schwer abhebbar sind, knetet man sie durch Anpressen an das Schienbein mittels der Daumen.

Die *Wadenbeinmuskeln* werden in gleicher Weise gestrichen und geknetet. Man dreht zu diesem Zweck den Unterschenkel etwas nach innen, so daß diese Partie nach oben zu liegen kommt.

Zur Massage der *Wadenmuskulatur* legt sich der Patient in Bauchlage. Mit der Handfläche beider Hände vollführt man Streichungen von der Ferse bis auf den unteren Teil des Oberschenkels zwecks Ausstreichung des dreiköpfigen Wadenmuskels. Darauf folgen unter erheblicher Kraftaufwendung Streichungen mit beiden Daumen, die sich in der Mitte der Wade berühren, um die tiefgelegenen Muskeln, hinterer Schienbeinmuskel, Beuger der großen Zehe und der übrigen Zehen nebst deren Venen und Lymphgefäßen zu treffen.

Die Knetung erfolgt in der Weise, daß beide Hände zwischen Daumen und den übrigen Fingern Muskelpartien fassen, abheben und ausquetschen.

Auch das Tapotement ist hier erfolgreich zu benützen, und zwar in jeglicher Form.

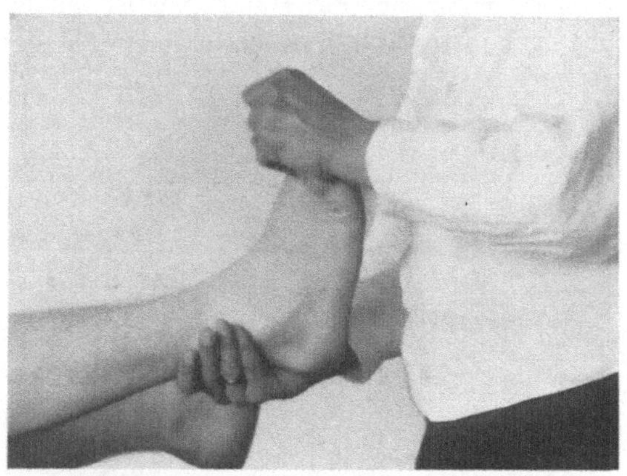

Abb. 76. Streichung der Achillessehne.

Die Massage des **Kniegelenkes** gelangt zur Anwendung bei Versteifung, Kapselschwellung und Erguß. Bei Flüssigkeitsansammlung im Gelenk wölben sich am meisten die vorderen Partien der Gelenkkapseln vor, ganz besonders die Taschen derselben unter und seitlich der Sehne des vierköpfigen Unterschenkelstreckers.

Bei der Streichung der vorderen und seitlichen Partie liegt Patient in Rückenlage auf dem Massagetisch. Der Masseur steht seitlich neben demselben und streicht entweder mit einer Hand oder mit beiden gleichzeitig hintereinander von der Mitte des Unterschenkels bis auf die Mitte des Oberschenkels.

Um an die hintere Kapselwand zu gelangen, legt sich Patient in Bauchlage und beugt den Unterschenkel. Der Masseur hält mit der einen Hand den Unterschenkel in dieser Stellung, mit der anderen sucht er möglichst tiefwirkende Streichungen der Kniekehle auszuführen.

Auch die Reibungen führt man sowohl vorne und seitlich wie auch in der Kniekehle aus.

Am **Oberschenkel** gilt es gesondert die Muskeln an der Vorderseite, den vierköpfigen Unterschenkelstrecker und den Spanner der breiten Faszie, an der Innenseite die Gruppe Anzieher, an der Rückseite die Beuger und Gesäßmuskeln zu behandeln.

Die Streichung des *vierköpfigen Streckers* erfolgt in Rückenlage des Patienten. Vom Knie beginnend streicht man nach dem vorderen oberen Darmbeinhöcker zu, und zwar mit der rechten Hand, Daumen an der Außenseite, die übrigen Finger am inneren Rande des langen Kopfes in der Rinne für die großen Gefäße, mit der linken Hand Daumen innen, die übrigen Finger außen.

Um den *Spanner der breiten* Faszie bequem zugänglich zu haben, legt sich Patient etwas auf die Seite. Der Strich hat die Richtung von der Außenseite des Kniegelenkes zum großen Rollhügel.

Zwecks Behandlung der *Anzieher* (Abb. 77) bringt Patient in Rükkenlage Hüft- und Kniegelenk in leichte Beugestellung. Von dem inneren Oberschenkelknorren führt der Strich zur Leistenbeuge.

Für die Massage der *Beuger* empfiehlt sich die Bauchlage. Der Strich läuft für den zweiköpfigen Beuger

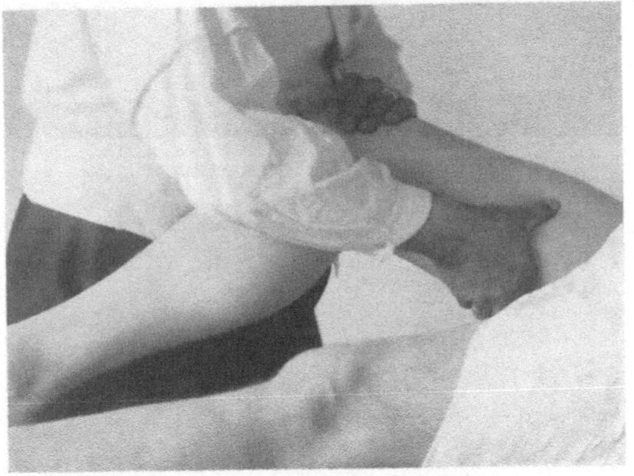

Abb. 77. Streichung der Anzieher.

von der äußeren Seite des Kniegelenkes zum Sitzbeinknorren; der Daumen der rechten Hand liegt bei Beginn in der Kniekehle, die übrigen Finger an dem hinteren, äußeren Oberschenkelrande; für den halbhäutigen, den halbsehnigen und den schlanken Muskel streicht man von der inneren Seite des Gelenkes ebenfalls zum Sitzbeinknorren. Der Daumen der linken Hand liegt in der Kniekehle, die übrigen Finger am hinteren, inneren Rande des Oberschenkels.

Die Streichung der *Gesäßmuskeln* erfolgt ebenfalls in Bauchlage, und zwar vom großen Rollhügel einerseits nach dem Kreuzbein, andererseits nach dem Darmbeinkamm zu.

An die Streichung dieser Muskelgruppen schließt sich eine Durchknetung derselben und ein Tapotement, auf welche man zum Schluß wieder eine Streichung folgen läßt.

Das *Hüftgelenk* ist mit Muskelmassen derartig bedeckt, daß es für Massage kaum zugänglich ist.

6*

4. Gymnastische Übungen.

Fuß und Fußgelenk (Abb. 78). 1. Passive Bewegungen: Patient liegt in Rückenlage auf dem Massagetisch; der Masseur steht oder sitzt am Fußende, seine linke Hand umfaßt den unteren Teil des Unterschenkels von der Beugeseite her, die rechte Hand ergreift von der Fußsohle aus den Vorderfuß in der Weise, daß der Daumen an der Sohle, die übrigen Finger am inneren Fußrande liegen und beugt den Fuß auf- und abwärts, führt, dreht und rollt ihn nach innen und außen.

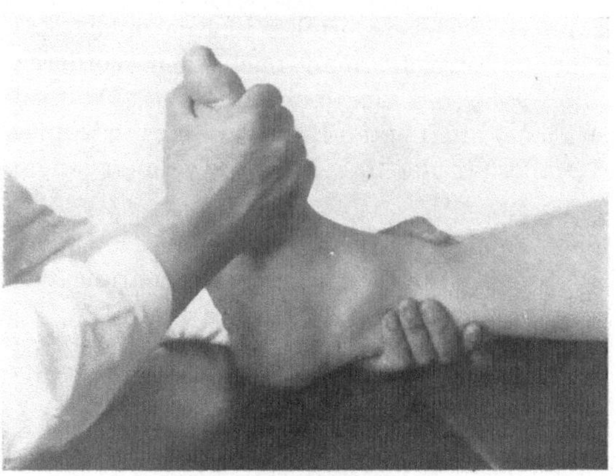

Abb. 78. Fußgymnastik.

2. Aktive Widerstandsbewegungen: Ausgangsstellung dieselbe wie bei den passiven Übungen; die rechte Hand leistet gegen obige vom Patienten selbst ausgeführte Bewegungen Widerstand.

3. Freiübungen: Fersenheben, Fußkreisen, Heben des inneren und äußeren Fußrandes aus stehender Grundstellung.

Unterschenkel und Kniegelenk. Ausgangsstellung: Patient sitzt auf dem Massagetisch und läßt die Unterschenkel über die Tischkante herabhängen; der Masseur sitzt auf einem Stuhl ihm gegenüber

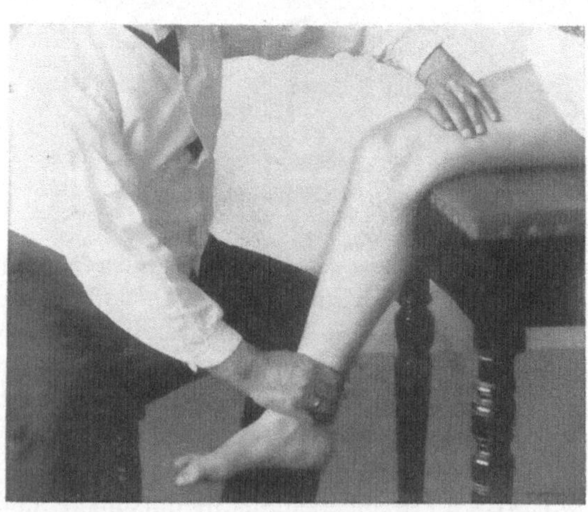

Abb. 79. Knie- und Unterschenkelgymnastik.

(Abb. 79) oder Patient liegt in Bauchlage auf dem Tisch, der Masseur steht neben demselben, fixiert mit der einen Hand den Oberschenkel auf dem Tisch, bewegt mit der anderen den Unterschenkel.

Passive Übungen: Die linke Hand fixiert den Oberschenkel auf dem Tisch, die rechte umfaßt den unteren Teil des Unterschenkels und macht pendelartige Bewegungen.

Aktive Bewegungen: Patient beugt und streckt den Unterschenkel. Die linke Hand fixiert wieder den Oberschenkel, die rechte liegt beim Beugen an der Achillessehne, beim Strecken an der Streckseite und leistet Widerstand.

Freiübungen: Bei stehender Grundstellung Kniebeugen und -strecken, Hocke, Knieheben, Unterschenkelheben.

Oberschenkel und Hüftgelenk (Abb. 80). Ausgangsstellung: Patient liegt in Rückenlage auf dem Massagetisch.

Passive Bewegungen: Der Masseur steht neben dem zu behandelnden Bein, legt seine linke Hand eben oberhalb des Knies, mit der rechten umgreift er den Vorderfuß, Daumen auf dem Fußrücken und beugt, streckt und rollt den Oberschenkel resp. das Bein.

Aktive Bewegungen: Lage des Patienten und Stellung des Masseurs

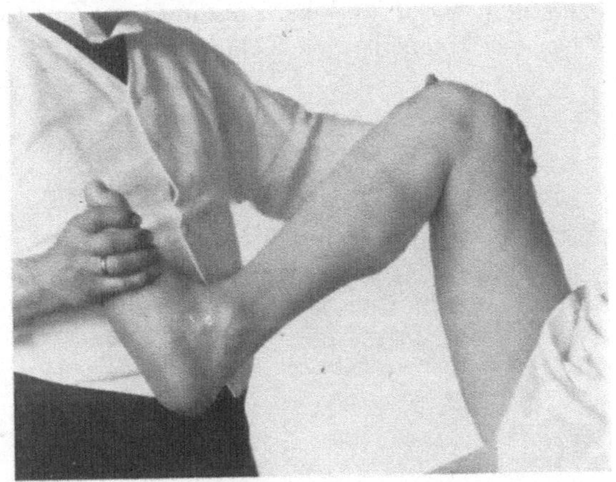

Abb. 80. Oberschenkel- und Hüftgelenkgymnastik.

die gleiche. Der Patient führt die Bewegungen selbst aus, der Masseur leistet denselben Widerstand.

Beim Ein- und Auswärtsführen liegt der Patient ebenfalls in Rückenlage, der Masseur steht am Fußende und legt seine Hände an die äußeren Knöchel beim Auswärtsführen, an die inneren beim Einwärtsführen und leistet Widerstand.

Freiübungen aus dem Stand: Patient schwingt das Bein nach vorwärts und rückwärts, zieht dasselbe an den Leib heran und streckt es wieder, macht Kniebeugen, Beinspreizen und Zusammenziehen.

5. Kopfmassage.

Anatomie: Knochen S. 3, Muskeln S. 17, Gefäße S. 37, Nerven S. 49.

Die Massage des Kopfes muß vorsichtig und geschickt ausgeführt werden, sonst wird dem Patienten das Hantieren an demselben nur zu leicht lästig und leid.

Die Ausgangsstellung ist die sitzende oder liegende mit erhöhtem Kopfteil.

Gute Dienste leistet die Massage bei der Beseitigung von Beulen, entstanden durch Bluterguß im Gewebe infolge von Quetschung, bei Kopfschmerzen auf rheumatischer Grundlage und bei Migräne, wenn es sich um die Form handelt, welche mit einer Verengerung der Blutgefäße einhergeht — blasses Aussehen —.

In Betracht kommen sanfte Streichungen, leichte zirkelförmige Reibungen, Zitterschüttelungen und auf der Kopfschwarte auch zarte Hackungen mit den Spitzen der drei letzten Finger (Abb. 62, Abb. 66).

6. Halsmassage.

Die Massage des Halses (Abb. 81) bezweckt einerseits bei Blutandrang nach dem Kopf und bei entzündeten Zuständen der Schleimhaut der Nase, des Rachens, des Kehlkopfes und der Luftröhre das venöse Blut

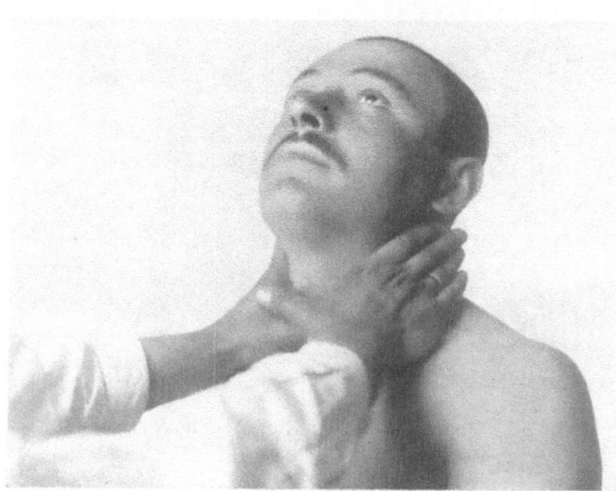

und die Lymphe nach dem Stamm zu wegzuführen; andererseits werden auch rheumatische Erkrankungen der Muskeln günstig dadurch beeinflußt.

Da die großen Halsvenen die innere am inneren Rande des Kopfhalters, die äußere auf demselben abwärtszieht und eben da auch die Hauptlymphgefäße verlaufen, hat die Streichung dem Verlauf des Kopfhalters zu folgen. Patient und Masseur sitzen sich gegenüber.

Beide Hände werden eben unterhalb der Ohren an der Ansatzstelle des Kopfhalters am Warzenansatz angelegt und streichen sich allmählich der Mitte nähernd abwärts bis zum Brustbein resp. Schlüsselbein. Die Zeigefinger gleiten dabei an dem inneren Rande des Kopfhalters, die übrigen Finger auf demselben entlang. Oder der Patient liegt auf dem Massagetisch, der Masseur steht seitlich, fixiert mit der Linken leicht den Kopf und streicht mit der rechten Hand in der Weise, daß der Daumen dem rechten, die übrigen Finger dem linken Kopfhalter folgen.

Bei einseitigen rheumatischen Beschwerden — Schiefhals — kann es vorteilhaft sein, daß Patient sich auf die gesunde Seite legt, ein Kissen unter dem Hals. Der Kopfhalter kann bei dieser Lage sowohl gut ausgestrichen als auch geknetet werden.

7. Massage der Brust.

Anatomie: Muskulatur S. 20, Venen S. 45, Lymphgefäße S. 46.

Der große Brustmuskel und der vordere Sägemuskel sind gar nicht selten Objekte der Massage, sei es, daß sie durch Quetschung oder Rheumatismus gelitten haben.

Die Streichung des *großen Brustmuskels* erfolgt entsprechend seinem Faserverlauf vom Brustbein resp. Schlüsselbein zur Achsel. Eine Reizung der Brustwarzen muß dabei vermieden werden. Der Patient liegt am besten auf dem Tisch und hält die Arme seitlich vom Körper ab. Bei der Knetung greift der Daumen von der Achselhöhle aus unter den Muskel, die übrigen Finger liegen auf demselben, heben ihn schrittweise ab und quetschen ihn aus. Gerade bei diesem Griff lassen sich ganz besonders schön die beim Muskelrheumatismus so häufig vorkommenden Schwielen ihrer Form und Beschaffenheit nach feststellen. Ihre Beseitigung bringt meist auch Besserung der Beschwerden.

Den *vorderen Sägemuskel* macht man sich am besten dadurch zugänglich, daß der Patient die Hand der betreffenden Seite auf den Rücken und der Masseur seine Hände seitlich flach auf die Brustwand legt und nach dem Schulterblatte zu streicht. Die Knetung erfolgt in gleicher Weise wie bei der Rückenmuskulatur.

Bei Schmerzen in den Zwischenrippennerven kann eine Streichung der Zwischenrippenmuskeln von Nutzen sein. Der Strich folgt den Zwischenrippenräumen, auch kleinste Zirkelreibungen mit der Kuppe eines oder zweier Finger gelangen zur Anwendung.

8. Bauchmassage.

Anatomie: Muskulatur Abb. 19, Venen Abb. 44 und Lymphgefäße Abb. 45.

Die Bauchmassage findet hauptsächlich ihre Anwendung bei chronischer Verstopfung infolge mangelhafter Darmtätigkeit.

Unsere verschiedenen Manipulationen bezwecken:

1. Blut- und Lymphstrom in den Bauchdecken und im Darm zu steigern, damit diese Teile besser ernährt und dadurch leistungsfähiger werden.

2. Den Darminhalt direkt mechanisch nach dem After zu weiterzuschieben.

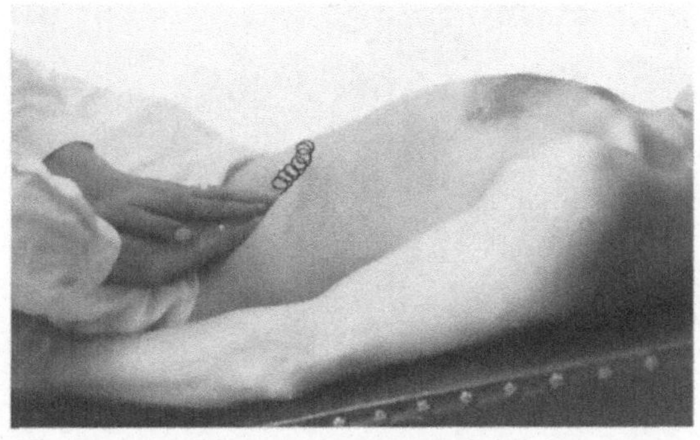

Abb. 82. Bauchreibungen.

3. Auf die Muskulatur des Bauches und des Darmes sowohl direkt als auch indirekt durch die sie versorgenden Nerven einen Reiz auszuüben, welcher diese Teile zur Kontraktion anregt.

Der Kranke liegt auf dem Massagetisch. Um die Bauchmuskeln möglichst zu entspannen, läßt man die Beine leicht angezogen halten und regelmäßig atmen. Der Masseur steht links neben dem Tisch, legt die

Fingerspitzen seiner beiden, übereinanderliegenden Hände auf die linke Darmbeingrube und führt mit denselben möglichst in die Tiefe dringende

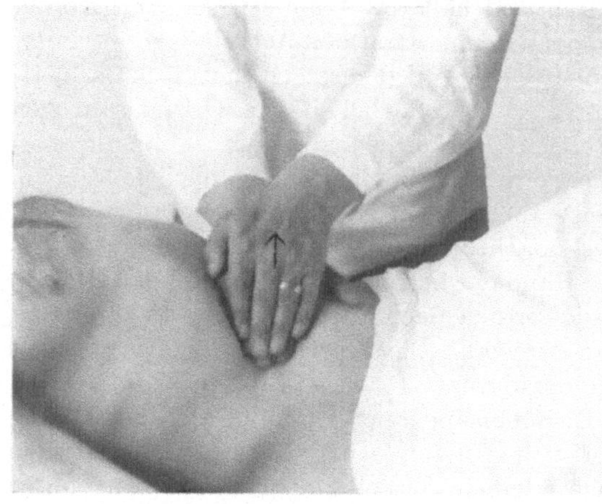

Reibungen (Abb. 82) mit einem nach dem After zu gerichteten, streichenden Druck aus. Diese Reibungen sollen den Inhalt des Mastdarmes nach dem After zu schieben suchen. Man beginnt deswegen möglichst nahe dem unteren Mastdarmende und rückt schrittweise nach dem aufsteigenden Dickdarm vor.

An die Reibung schließt sich die *Streichung* (Abb. 83), und zwar streicht man zunächst wieder mit den beiden, aufeinanderliegenden Händen den absteigenden, dann den queren und schließlich den aufsteigenden Dickdarm aus, natürlich immer in der Richtung, nach welchem der Stuhlgang sich bewegt.

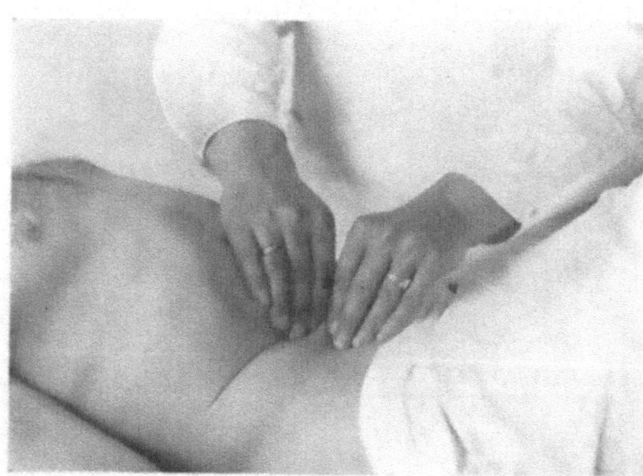

Auf die Streichung folgt die *Knetung* (Abb. 84), von oben nach unten und von rechts nach links. Dieselbe wird so ausgeführt, daß man mit beiden Händen möglichst tief in die Bauchdecken hineingreift, um Bauchdecken und Darm sowohl zwischen Daumen und den übrigen Fingern zu drücken, als auch den Darm gegen die hintere Bauchwand anzupressen.

Nunmehr folgen diejenigen Einwirkungen, welche mehr eine erregende Wirkung haben.

Man führt eine *leichte Hackung* mit der Kleinfingerseite der Hand resp. den drei letzten Fingern auf den Bauchdecken aus oder statt dessen eine Klatschung.

Man legt die flache, rechte Hand auf den Nabel und versetzt den Leib in Schwingungen und Erschütterungen dadurch, daß man *Zitterschüttelungen* ausführt.

Der Masseur legt die beiden, gestreckten Hände aufeinander, stellt sie ziemlich senkrecht zu den Bauchdecken und sucht unter leicht kreisenden Bewegungen möglichst tief zwischen Nabel und Schwertfortsatz des Brustbeins einzudringen, um durch *Zitterungen* (Abb. 85) den die Darmtätigkeit regulierenden Nerv, welcher hier vor der Wirbelsäule verläuft, zu treffen.

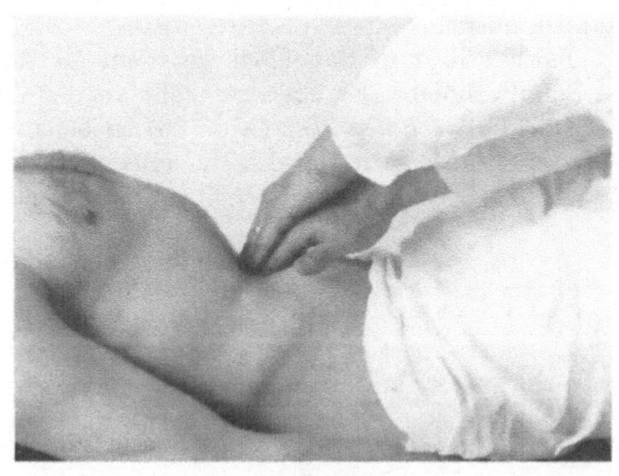

Abb. 85. Bauchzitterungen.

Häufig wird mit der Massage des Bauches noch eine solche des Magens verbunden, und zwar, wenn die Schlaffheit und Trägheit des Darmes auch den Magen ergriffen und zu einer Erweiterung desselben geführt hat.

Um den Magensack möglichst gut zu entleeren, legt sich Patient auf die rechte Seite bei an den Leib herangezogenen Beinen. Der Masseur streicht von oben links mit beiden Händen möglichst unter dem Rippenrande eindringend nach der Mitte zu und kann auch diese Streichung sehr gut mit Zitterung verbinden.

Gymnastische Übungen. Der Patient muß sich aus der Ruhelage ohne Unterstützung der Hände aufrichten. Man erleichtert diese Übung dadurch, daß man die Beine des Patienten auf dem Tisch fixiert oder gar ihm die Hand zu leichter Hilfe im Anfang reicht. Man erschwert dieselbe durch Loslassen der Beine und dadurch, daß man den Patienten die Hände erst hüftenfest, dann nackenfest und schließlich gestreckt aufwärts halten läßt.

Auch *Freiübungen* sind zu verwerten: Rumpfbeugen, -drehen und -rollen.

9. Rückenmassage.

Anatomie: Knochen Abb. 3, Muskeln Abb. 20, Lymphgefäße Abb. 46.

Die Beobachtung hat gelehrt, daß wir bei Kranken, welche an einer Lymphgefäßentzündung des Rückens leiden, wenn diese Entzündung ihren Sitz im oberen Teil des Rückens hat, sowohl eine Entzündung der Lymphdrüsen *oberhalb des Schlüsselbeins* als auch in der *Leistengegend* bekommen können, und daß ebenso bei einer in den unteren Partien des Rückens vorhandenen Entzündung nicht nur die Leistendrüsen, sondern auch die eben erwähnten Drüsen oberhalb des Schlüsselbeins befallen werden können. Daraus geht hervor, daß in der Rückenmuskulatur ein Lymphstrom sowohl nach oben, wie auch nach unten vorhanden sein muß. Die Streichungen des Rückens haben hierauf also Rücksicht zu nehmen.

Bei der Massage der Rückenmuskulatur haben wir getrennt zu behandeln den Rückenstrecker, den breiten Rückenmuskel und den Mönchskappenmuskel.

Patient liegt in Bauchlage auf dem Massagetisch, die Arme seitlich in Schulterhöhe. Der Masseur steht an der linken Seite des Patienten.

Um die *Rückenstrecker* (Abb. 86) zu behandeln, werden beide Hände so auf den untersten Teil des Rückens gelegt, daß die Daumen derselben parallel neben den Dornfortsätzen der Lendenwirbelsäule liegen; die übrigen Finger liegen zunächst etwas seitlich, nähern sich aber im Verlaufe des Aufwärtsstreichens dem Daumen völlig, um in der Höhe des 7. Halswirbels wieder seitlich abzuweichen, während der Daumen den Strich bis zum Hinterhaupt vollendet. Nachdem diese Aufwärtsstreichung mehrere Male ausgeführt ist,

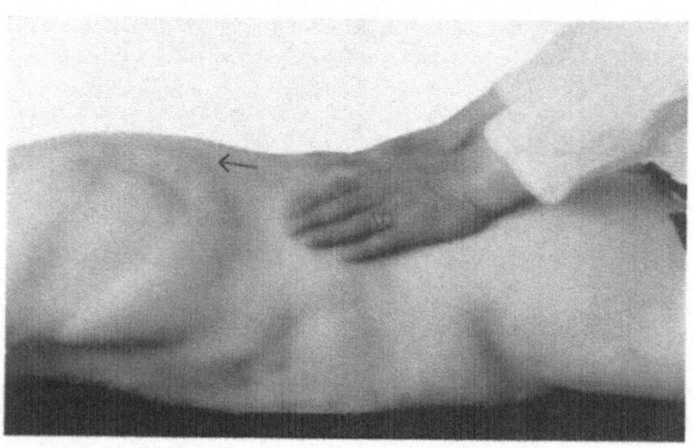

Abb. 86. Rückenstreichungen.

stellt sich der Masseur an das Kopfende des Tisches, legt seine beiden Daumen parallel den Dornfortsätzen der Halswirbelsäule an und läßt beim Abwärtsstreichen die übrigen Finger sich immer mehr vom Daumen entfernen, bis dieselben die Leistengegend erreichen. Um die sehr kräftigen, unteren Partien des Rückenstreckers genügend zu treffen, kann es nötig werden, daß man in der Kreuzgegend die Streichung mit den Fingerknöcheln ausführt.

Der breite Rückenmuskel wird in der Weise ausgestrichen, daß beide Hände zunächst seitlich der Lendenwirbel und der unteren Brustwirbel liegen und schräg aufwärts nach den Achselhöhlen zu streichen.

Der Mönchskappenmuskel hat Fasern, welche schräg von unten nach oben, schräg von oben nach unten und horizontal verlaufen. Die ersteren streicht man dadurch aus, daß man beide Hände seitlich an die unteren Brustwirbel anlegt und nach der Schultergräte zu führt, die zweite Gruppe dadurch, daß man sich an das Kopfende des Tisches stellt, die Hände neben die Halswirbel legt und nach der Schulter zu streicht, die horizontalen Fasern schließlich dadurch, daß man die beiden neben den unteren Hals- und oberen Brustwirbeln liegenden Hände quer über den Rücken zur Schulterhöhe führt.

Die *Durchknetung* der Rückenmuskeln geschieht im allgemeinen schrittweise von unten nach oben und von oben nach unten zwischen Daumen und Zeigefinger (vgl. Abb. 61).

An die Knetung schließt sich das *Tapotement,* welches sowohl in Form der Klopfung als auch in der der Hackung oder Klatschung ausgeführt werden kann, nur muß man sich hüten, die Dornfortsätze und die Schultergräte zu treffen, weil dadurch dem Patienten Schmerzen verursacht werden (vgl. Abb. 63, 64, 65). **Gymnastische Übungen.** Patient liegt in Bauchlage auf dem Massagetisch Hände hüftenfest und sucht, während der Masseur mit seinen Händen die Unterschen-

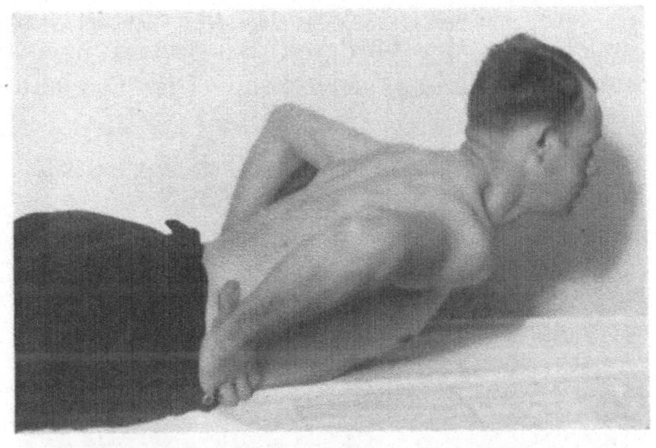

Abb. 87. Vorwärtsliegende Erhebung.

kel fixiert, den Oberkörper bei gestreckter Wirbelsäule zu erheben. — Vorwärtsliegende Erhebung (Abb. 87). — Erschwert werden kann die Übung dadurch, daß Patient seine Hände nackenfest oder gar aufwärts gestreckt hält, erleichtert dadurch, daß der Masseur einen leichten Druck aufwärts gegen die Stirn ausübt. Auch läßt sie sich mit Armübungen vereinigen, die auf den Mönchskappenmuskel von Einfluß sind, wie Schwimmbewegungen der Arme, Stabüberheben, Kreuzen der Hände auf dem Rücken.

Freiübungen: Rumpfbeugen, -senken und -strecken bei gestreckter Wirbelsäule; Rumpf seitlich beugen, militärische Haltung.

10. Allgemeine Körpermassage.

Dieselbe stellt eine leichte Massage sämtlicher Teile unseres Körpers mit Ausnahme des Kopfes dar. Man verwendet sie zur Hebung des Stoffwechsels bei Blutarmen, Unterernährten, Gichtkranken, Zuckerkranken, bei verschiedenen nervösen Leiden, bei Herzkranken. Auf das Allgemeinbefinden des Kranken ist ständig Rücksicht zu nehmen, und in vielen Fällen muß man im Anfang der Sitzung, die für gewöhnlich eine kleine Stunde beansprucht, abkürzen und nur Arme und Beine vornehmen.

Ihre Wirkung auf den Körper gibt sich in einer Hebung der Stoffwechselausscheidung, Steigerung der Harnsekretion, Erweiterung der peripheren Blutgefäße und damit Herabsetzung des Blutdrucks in den Arterien und dadurch bedingter Erhöhung der Körperwärme in der Peripherie bei Sinken der Temperatur im Rektum zu erkennen.

11. Lokale Herzbehandlung.

Daß sowohl durch Massage des ganzen Körpers, wie seiner einzelnen Teile der Blutstrom günstig beeinflußt, dem Herzen seine Arbeit erleichtert werden kann, ist schon erwähnt worden. Aber auch durch lokale Behandlung lassen sich subjektive Erleichterungen und günstige Einwirkungen auf das Herz selbst erzielen, was durch Herabsetzung der Pulszahl und Kräftigung des Pulses in Erscheinung tritt.

Diese lokale Behandlung besteht in leichten, ruhigen, *kreisenden Streichungen* der vorderen Brustwand über dem Herzen, in *Hackung* und *Erschütterung* derselben. Die Streichungen müssen kreisförmig ausgeführt werden, damit die Hand nicht abgehoben werden braucht. *Passive Atemübungen* schließen sich der Massage an, weil eine ausgiebige Atmung ebenfalls das Herz in seiner Tätigkeit zu unterstützen vermag. Bei der Einatmung strömt das venöse Blut leichter vom rechten Herzen zur Lunge, bei der Ausatmung durch die Verkleinerung der Brust

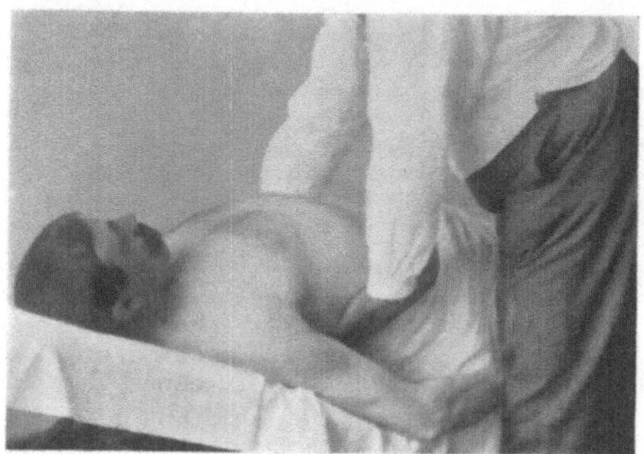

Abb. 88.   Brust-Heb-Zitter-Schüttelung.

und der Lunge wird das arterielle Blut zum linken Vorhof gepreßt. Zweckmäßig ausgeführt wird solche passive Lungengymnastik in folgender Weise:

Der Patient liegt auf dem Massagetisch, der Masseur legt seine beiden Hände von vorne hinten seitlich an den Brustkorb, so daß die Fingerspitzen derselben sich über der Wirbelsäule berühren. Die Einatmung wird unterstützt durch leichtes Abheben des Rückens von der Unterlage, bei beginnender Ausatmung preßt man die Hände an die unteren Rippen und führt sie unter leichtem Zittern nach vorne, wobei der Patient allmählich wieder mit dem Rücken auf den Tisch zurücksinkt. Nach Beendigung der Ausatmung gehen die Hände in die Anfangsstellung zurück (Abb. 88).

12. Nervenmassage (Abb. 53, 54, 55).

Auch bei Lähmungen und Nervenentzündungen ist von der Massage mit Vorteil Gebrauch zu machen, insofern als dieselbe imstande ist, sowohl Blut- und Lymphstauungen in der Umgebung der Nerven zu beseitigen und arterielles Blut wieder zuzuführen, als auch je nach Wahl der verschiedenen Manipulationen beruhigend oder erregend zu wirken.

Bei den schmerzhaften Nervenentzündungen verwendet man in der Hauptsache Streichungen und Erschütterungen. Während erstere in ruhiger, allmählich erst stärker werdender Weise dem Verlaufe der Nerven von der Peripherie zum Zentrum hin folgen, verwendet man die Erschütterungen nur an den Stellen, an welchen der Nerv möglichst oberflächlich gelegen und somit am besten zugänglich ist.

Die hauptsächlichsten, derartigen Stellen sind folgende:

Hüftnerv, Nervus ischiadicus, an der Austrittsstelle aus dem Becken mitten zwischen großem Rollhügel und Sitzbeinknorren, eben unterhalb des Wadenbeinköpfchens und in der Mitte der Wade.

Speichennerv an seiner Umschlagsstelle auf die Außenseite des Oberarmes.

Ellennerv in der Grube zwischen innerem Oberarmknorren und Ellenbogenfortsatz.

Mittlerer Armnerv unterhalb des inneren Randes des zweiköpfigen Unterarmbeugers.

Drillingsnerv an seinen Austrittsstellen aus Unterkiefer, Oberkiefer und Augenhöhle.

Bei der Behandlung von *Lähmungen* bedient man sich der Streichungen, Knetungen, Klopfungen, Hackungen einerseits, um auf den Nerven selbst einen erregenden Einfluß auszuüben, andererseits um die Muskulatur während des Darniederliegens der die Blutzufuhr regulierenden Nerventätigkeit zu erhalten. Es gelingt auf diese Weise sehr wohl, die Zu- und Abfuhr des Blutes soweit künstlich zu bewerkstelligen, daß ein Muskelschwund vermieden oder doch in seiner Entwicklung sehr zurückgehalten wird.

Lehrbuch der medizinischen Gymnastik. Von Sanitäts=
rat Dr. **J. H. Lubinus,** Leiter der staatlich genehmigten Lehranstalt für Heil=
gymnastik in Kiel. Zweite Auflage. Mit 137 Abbildungen. VIII, 144 Seiten.
1933. RM 9.60

Die Verkrümmungen der Wirbelsäule. Skoliose, runder
Rücken, Lordose. Ihr Wesen und ihre Behandlung. Bearbeitet von Sanitäts=
rat Dr. **J. H. Lubinus,** Leiter der staatlich genehmigten Lehranstalt für Heil=
gymnastik, Kiel. Mit 91 Abbildungen. VIII, 77 Seiten. 1910. RM 2.80*

**Massage und Gymnastik in Schwangerschaft und
Wochenbett.** Von Dr. med. et iur. **Franz Kirchberg,** Lektor für
Massage und Heilgymnastik an der Universität Berlin. Zweite Auflage.
V, 94 Seiten. 1933. RM 3.60

Lehrbuch für orthopädische Hilfsarbeiterinnen.
Dreizehn Vorlesungen über orthopädische Krankheiten, Massage, Heilgymnastik,
Verbandtechnik und Operationsdienst. Von Dr. med. **Hans Debrunner,**
Zürich. Zweite, stark umgearbeitete Auflage. Mit 74 Abbildungen. IV,
124 Seiten. 1932. RM 5.60

[W] **Einführung in die Orthopädie.** Von Privatdozent Dr. **Guido
Engelmann,** Wien. ⟨Bildet Band 16 der „Bücher der ärztlichen Praxis".⟩
Mit 44 Textabbildungen. IV, 90 Seiten. 1929. RM 3.40

[W] **Die Behandlung der Verrenkungen.** Von Professor Dr.
Carl Ewald, Wien. ⟨Bildet Band 7 der „Bücher der ärztlichen Praxis".⟩ Mit
16 Textabbildungen. IV, 38 Seiten. 1928. RM 1.50

[W] **Die Behandlung der Knochenbrüche mit ein-
fachen Mitteln.** Von Professor Dr. **Carl Ewald,** Wien. ⟨Bildet
Band 8 der „Bücher der ärztlichen Praxis".⟩ Mit 38 Textabbildungen. IV,
98 Seiten. 1928. RM 2.80

Orthopädie des praktischen Arztes. Von Professor Dr.
August Blencke, Facharzt für Orthopädische Chirurgie in Magdeburg.
⟨Bildet Band 7 der „Fachbücher für Ärzte", herausgegeben von der Schriftleitung
der „Klinischen Wochenschrift".⟩ Mit 101 Textabbildungen. X, 289 Seiten.
1921. Gebunden RM 6.70*

Krankenpflegelehrbuch. Herausgegeben im Auftrage des Preußischen Ministeriums für Volkswohlfahrt von Dr. **Ostermann,** Ministerialrat. Zehnte Auflage in vollständig neuer Fassung. Mit 219 Abbildungen. XV, 499 Seiten. 1928. Gebunden RM 12.—*

100 Expl. je RM 10.50; 300 Expl. je RM 10.—

Leitfaden der Krankenpflege in Frage und Antwort. Für Krankenpflegeschulen und Schwesternhäuser bearbeitet von Oberstabsarzt a. D. Dr. med. **Johannes Haring,** ehemals staatlicher Prüfungskommissar an der Krankenpflegeschule des Carolahauses zu Dresden. Mit einem Vorwort von Exz. Professor Dr. med. A. Fiedler †, Geheimer Rat. Sechste, vielfach verbesserte Auflage. VIII, 164 Seiten. 1931. RM 2.70*

20 Expl. je RM 2.40; 50 Expl. je RM 2.20; 100 Expl. je RM 2.—

Schwestern-Lehrbuch für Schwestern und Krankenpfleger. Von Prof. Dr. **Walter Lindemann.** Siebente, durchgesehene und ergänzte Auflage. Mit 417 zum Teil farbigen Abbildungen im Text und 3 Tafeln. XII, 280 Seiten. 1928. RM 11.70; gebunden RM 12.60*

Gesundheitsbüchlein. Gemeinfaßliche Anleitung zur Gesundheitspflege. Bearbeitet im Reichsgesundheitsamt. Achtzehnte, abgeänderte Ausgabe. Mit 41 Abbildungen und 3 Tabellen. Etwa 230 Seiten. Erscheint im Juni 1933.

Hygienische Volksbelehrung, ihre Wege und Hilfsmittel. Von Direktor Dr. med. **G. Frey,** im Reichsgesundheitsamt. Zweite, erweiterte Auflage. 63 Seiten. 1931. RM 3.—

Hygienische Volksbildung. Von Dr. med. **Martin Vogel,** Wissenschaftlicher Direktor am Deutschen Hygiene-Museum, Generalsekretär des Sächsischen Landesausschusses und vorm. Generalsekretär des Reichsausschusses für Hygienische Volksbelehrung. ⟨Sonderausgabe des gleichnamigen Beitrages in dem I. Band des „Handbuches der sozialen Hygiene und Gesundheitsfürsorge".⟩ Mit 6 Abbildungen. IV, 88 Seiten. 1925. RM 3.—*

Gesundheit ist Lebensglück. Gedanken des Volksgesundheitslehrers Dr. **Jakob Laurenz Sonderegger** für Schule und Haus. Im Auftrage des Reichsausschusses für hygienische Volksbelehrung herausgegeben von Professor Dr. med. C. Adam, Generalsekretär des Reichsausschusses für hygienische Volksbelehrung, und Rektor F. Lorentz, Mitglied des Reichsgesundheitsrats. VIII, 64 Seiten. 1930. Einzeln RM 1.—*

50 Expl. je RM 0.80; 500 Expl. je RM 0.75; 1000 Expl. je RM 0.70

Sporthygiene. Von Dr. **Friedrich H. Lorentz,** Wissenschaftlicher Rat und Abteilungsvorstand am Hygienischen Staatsinstitut Hamburg, Privatdozent für Hygiene an der Universität Hamburg. Zweite Auflage. Mit 11 Abbildungen. VIII, 229 Seiten. 1931. RM 7.80
